ズボラでも血圧がみるみる下がる49の方法

東京女子医科大学
東医療センター内科教授
医学博士
渡辺尚彦

予約の取れないドクターシリーズ

はじめに

高血圧に悩んでいるあなたへ

血圧を下げることは、難しいことではありません。

本書は、高血圧に悩んでいるけれども、なかなかその改善に取り組めないあなたのために、簡単にできてずっと続けられる「高血圧対策」をご提案する本です。

ちまたにあふれている健康法は、なかなか続けられないもの。

でも、安心してください。
この本を読めば、もう大丈夫です。
今までいろいろな方法を試してきたのに「続かなかった！」「効果がなかった！」というあなたは、「その健康法と相性が悪かっただけ」なのです。

誰にでもできる降圧法は、ちゃんとあるんですよ。

高血圧は、生活習慣病の中でも最も多い疾患で、日本人の約4千万人、つまり人口の3分の1が高血圧と推計されています。

50代になると急激に増え、なんと50代の2人に1人以上が高血圧です。

高血圧は世界的にも大きな問題になっていて、WHOの報告※によると、世界の成

人の約3人に1人以上が高血圧だといわれています。（※「世界保健統計2012」）

高血圧がコワいのは、「サイレントキラー」、つまり「静かな殺し屋」と称されるように、本人も気付かないうちに病状が悪化していくところです。

「なんだか血圧が高いけれども、年のせいかな……?」などと軽く見ていると、ほかの病気まで併発してしまう。そんな危険性をもはらんでいます。

高血圧の状態が続くと、血管壁の一部がはがれ、その破片が血液に乗って流れて全身を巡ります。

そして、はがれた血管壁の一部が、心臓の血管で詰まると、心筋梗塞。脳の血管で詰まると、脳梗塞を引き起こすというわけです。

ほかにも、高血圧が原因となる病気はたくさんあります。

心臓や脳にまつわるトラブルはもちろん、腎臓病や、足の壊疽《えそ》、大動脈瘤など……。数え挙げれば、キリがありません。恐ろしいですね！

この本では、高血圧を防ぎ、薬を少しでも遠ざけるための49のテクニックをご紹介しています。

血圧対策といえば定番の〝減塩〟から運動、生活習慣やリラックス法まで、広くカバーしています。

「減塩？　どうせ、マズいメシに決まってる！」
「運動？　ムリムリ、〝歩きよりもタクシー派〟だから！」
「生活習慣？　毎日家に帰ったら、酒を飲んで眠るだけ！」
「リラックス？　起きている間は常に戦闘モードだよ！」

そんな声も聞こえてきそうですね……。

でも、大丈夫！

本書でご提案しているのは、普段の生活に誰でもすぐに、取り入れることができるものばかり。

そして、従来のイメージを大きく覆す楽しいやり方ばかりですから！

とにかく一つ、習慣にしてみてください。

そう、〝たった一つ〟でかまわないのです。

「これくらいいなら、毎日できる！」

「続けることが楽しい！」

そう感じ始めたら、しめたものです。

ぜひこの本で紹介している方法に、トライしてみてください。

私は、1987年8月から365日、24時間、血圧計を腕にはめ、自分の血圧を測り続けてきました。今もなお、自ら血圧を測定しながら、たくさんの患者さんの悩みを聞き、皆さんと一緒に高血圧改善に取り組んでいます。

「渡辺式 血圧を低下音頭」という歌も作曲し、高血圧で悩む人々の血圧の安定を願ってきました。

音頭にはこんな標語も入れています。

［け］決してタバコは吸いません

［つ］強い血管作りましょう

［あ］熱いお湯には入りません。寒い思いもいたしません。

［つ］常に気分をリラックス

［お（を）］　お酒はいつも控えめに
［て］　適度な塩分、たっぷり野菜
［い］　何時《いつ》でも歩いて出かけましょう
［か］　快眠、快便、腹八分

空気が入ったエアークッション（気泡緩衝材）をプチプチ……とつぶすように、本書に掲載されたテクニックを、「どんどんつぶしていく快楽」を味わっていただければと思います。

そしていつか、最終章の本格的な方法「自律訓練法と消去動作のやり方」にチャレンジしていただければ、医療に携わる者として、それ以上の喜びはありません。

渡辺尚彦

目次

第2章 血圧を下げてくれるのは、ほんの少しの〝食材トリビア〟
カドを立てない外食のマナー

第3章 人目があっても叱られない、恥ずかしくない！ 通勤時・仕事中にやっておきたいラクラク降圧法

第4章　チリも積もれば効果あり！

オフタイムを〝降圧タイム〟に変える生活習慣

第5章　本格的に〝降圧ライフ〟を始めてみよう
〝プチ減塩習慣〟に慣れてきたら

（注）本書で紹介している方法ですが、効果には個人差があります。また、現在、病気の治療を行っている方、病気の心配がある方は、医師にご相談ください。

第1章

ほんのひと手間で、味覚をリセット！

食事をヘルシーに変えるテクニック

どんどん改善！ 1

「ラーメンはスープを半分残す」くらいの低めのハードルでOK

いまや日本人の約4千万人が高血圧といわれています。つまり3人に1人が高血圧。

これって、スゴい状況ですよね。

つまり、あなたも私も立派な「高血圧予備軍」かもしれないのです！


血圧を上げないためには、減塩できるかどうかにかかっています。

「減塩食なんておいしくないし、面倒だし、自分にはとてもムリ！」

そんなズボラな人こそ、コツさえ押さえれば減塩に成功しやすいんですよ。

まず、1日の適切な塩分摂取量から、お話しさせてくださいね。

日本人の1日当たりの平均食塩摂取量は、男性11・4グラム、女性9・6グラム。

高血圧や血圧が高めの人は、1日6グラム未満に抑えることが推奨されています。

あなたの1日の塩分摂取量はどうでしょう？


1日の塩分摂取量のだいたいのバロメーターがあります。

それは外食を「しょっぱい」と感じるか、「おいしい」と感じるかというものです。

外食を「しょっぱい」と感じる人は、1日7グラム。

外食を「おいしい」と感じる人は、1日14グラム。

なんと**「外食をおいしいと感じる人は、そうでない人の2倍の塩分を摂っている」**という結果が、私の研究で判明しています！


厳しい言い方になりますが、外食メニューの中には「塩味を濃くすることで、おいしいと感じさせるもの」が多いのです。

あなたは外食の塩味に慣れ親しんで、家庭の食事を「薄くて、マズい！」などと感じていませんか？

それは「グルメ」というわけではなくて、もしかすると血圧の赤信号なのかもしれませんよ！

たとえばラーメンの場合。塩分量は5～6グラム（414キロカロリー）。

そもそも、これで1日の目標摂取量を超えていますが……（笑）。

スープをまるまる残すと、4～6グラムも減塩できます。2分の1残すだけでも、3・5グラムも減塩できるんですよ！

まず「スープは半分残す」というくらいの思いっきり低めのハードルから、ムリなく減塩生活を始めていきませんか。

それだけでかなり減塩できますよ。

うれしいことに、**高血圧の人ほど減塩したときの効果は大きい**んですよ。

高血圧の人は1グラムの減塩で、1㎜Hg下がるといわれています。

たとえば5グラムの減塩で血圧はマイナス5㎜Hg。それだけ降圧（血圧を下げること）ができれば、脳卒中の予防にも役立ちます。

本章では、家庭の食卓ですぐ実践できる小ワザを集めました。楽しみながら、「プチ減塩」のクセを積み重ねていきましょう。

「まずは1日1グラム減塩」というユルユルの精神で！

そしてあなたはズボラのままで、大丈夫ですよ！

どんどん改善！ 2

おかずの具を大きくすれば、血圧は下がる

「双子の赤字」という、アメリカ経済を言い表した言葉を覚えていますか？

貿易赤字と財政赤字という「二つのよくない状態」が互いに強く関連し合う様子を指した言葉ですが、血圧コントロールにも似たことが言えるんですよ。

血圧安定の足を引っ張る〝双子〟は、「高血圧」と「肥満」です。

わかりやすく言うと、高血圧を改善したければ、肥満対策も超重要なのです！

肥満対策といえば、「食」の見直しが基本。要は食べすぎなければよいわけですが、それは至難のワザですよね。

そこで、こんな方法はいかがでしょう。

これから調理の際は、**具をぜひ「大きめ」に切ってください。**

たとえば、カレーライス、肉じゃが、おでん……。何でもです！

おのずと、食べる速度は遅くなるはずです。

この方法には、医学的な裏付けもあります。

脳の「満腹中枢」は、食べ始めて20分後くらいから「満腹」というサインを出し始めます。その前に早食い＆ドカ食いをすると、食べすぎにつながります。

だから、「ゆっくり食べる工夫」を考えることが、重要なのです。

つまり**「食事の牛歩戦術」で、「脳を上手にだます」**というわけです。

ほかに、「大皿に盛り付けて、取り分けて食べるようにする」「肉や魚介類を、骨（殻）付きにする」などの小ワザも、食事の際の時間稼ぎになりますよ！

どんどん改善！ 3

しょうゆさし、変えるだけでもラクラク減塩

ある日、患者のCさんが、変わった吹き出し口のしょうゆさしを教えてくれました。なんでも、スプレー式だというのです。

私はびっくりしました。減塩にまつわる商品開発がここまで進んでいたとは、うれしい限りですね。

説明書によると、**スプレー式しょうゆさしを1回押せば、約0・1グラムが霧状に吹き出す**のだそう。

通常のしょうゆさしの場合、1回傾けると1～2グラムほど出てしまうこともあります。それに比べれば、10～20倍も減塩できるというわけです！

塩分下がって、ナイスプレー！

実際に試したところ、シュッとひと吹きすると、ツンとよい香りがして、しょうゆがきれいな霧状に広がり、面白い感覚が楽しめました。**何より、「塩分を摂りすぎた……」という罪悪感がないのが、素晴らしい**と思います。

このしょうゆさしは、大型店や通販などで入手できるそうです（100円均一の店で入手できるスプレー式容器でも代用可能）。

また、しょうゆがあらかじめ入った商品もあるのだとか。いずれも「スプレーしょうゆ」という単語でネット検索をしてみてください。

別の患者のTさんは「ラー油式しょうゆさし」を教えてくれました。

こちらは1回押せば、約0・4グラムになるそうです。

こうした減塩グッズに凝ってみると、楽しく減塩できそうです。

食卓に、しょうゆさしが置かれている家庭は、多いものですが……。

今すぐ目のつかないところへ、しょうゆを「配置転換」してください！

しょうゆが目に入ると、ついかけたくなるのが人情というもの。

ですが、減塩のためには「かけごと（賭け事）」はいけません。どうしてもしょうゆを使いたい場合、小皿にとってつけましょう（63ページを参照）。

塩分の高い食事をし続けていると、しょっぱい味に慣れてしまいます。「しょっぱくないと、おいしくない！」と思い込んでしまうのです。

ですが、減塩した食事を続け、「ひと山」を越えると、ある時から、塩分の多過ぎるものを「おいしくない」と感じ始める。つまり、素材の味をおいしく感じるようになるのです。そこまで来たら、もう大丈夫。血圧は必ず安定します！

どんどん改善！ 4

調味料をリストラするだけで、塩分摂取量を半分にできる

しょうゆの「即時撤去」がムリなら、**今ある調味料はぜーんぶリストラ！** スーパーで「減塩タイプ」の調味料を調達し、しょうゆとトレードしましょう。

「塩分50％カット」などの表示がある「減塩しょうゆ」から始めると、抵抗が少ないかもしれませんね。

調味料コーナーの観察は、案外面白いもの。調味料に詳しくなるだけで、若い世代や女性陣と、話せるネタが増えますよ！

次に、減塩が期待できる卓上に置けるタイプの調味料を挙げてみましょう。

◆自然塩……同じ小さじ1でも、精製塩は6グラム、自然塩なら5グラム！

◆レモン果汁……100％果汁のボトルを卓上に。保存料無添加の商品もあります。

◆コショウ……薄味の炒め物などの仕上げに。手動のミルを置くのも楽しいですね。

◆七味とうがらし……薄味の味噌汁や煮物の仕上げに。風味と辛みをアップ。

◆ラー油……七味とうがらしと同様の使い方。ごま油がコクを増してくれます。

心を鬼にして調味料を一新しましょう。

卓上から「減塩革命」が始まります！

どんどん改善！

5

薬味＆柑橘を活用すれば、減塩できて、さらにメチャうまに！

前の項目では卓上調味料のリストラを提案。代替調味料への置き換えについてお話ししました。次は調味料に頼らず「食材で味付けする方法」を見ていきましょう。しょうゆの置き換えどころか、食の楽しみがリッチに広がりますよ！

【プチ減塩できる、お手軽調理法】

◆だしを効かせる……市販のインスタントのだしは、残念ながら高塩分のものが多いもの。たまには、コンブやかつおぶしで、だしをとってみては……？

◆ピクルス……味付けに刻んで使えます。酸味のおかげで薄味が気になりません。

【プチ減塩できる、仕上げのめちゃウマ味付け法】

◆香味野菜（ネギ、シソ、ミョウガ、ミツバなど）…薬効があるものが多いですね。

◆ショウガ……薄切り、もしくはおろして使う（チューブ入りの、おろしショウガの市販品もあり）。

◆ニンニク……匂いのもと「アリシン」には、血圧安定効果があります（チューブ入りの、おろしニンニクの市販品もあり）。

◆柑橘類（レモン、ゆず、すだちなど）……香りと酸味が美味。万能に使えます。

◆大根おろし……柑橘類の果汁や、トマトをおろしたものをブレンドすると、ヘルシーで、異なった味わいを楽しめます。

◆ゴマ……ビタミンEに血行促進効果、「セサミン」に降圧効果がある。ゴマの中では「アントシアニン」豊富な黒ゴマがおすすめ。

どんどん改善！ 6

食器の大きさを変えるだけで、ラクラク血圧ダウン

肥満の人の高血圧の発症率は、そうでない人に比べて、何倍かご存じですか？

答えは、なんと約3倍！ そのため、高血圧対策としては減塩だけでなく、食事の低脂肪化&低カロリー化も大きな課題になってきます。

しかしそんな「お題目」は、実践できなくて当たり前ですよね。

ここでは、アッと驚く画期的な方法をご提案します。


まず、**食器を買い替えましょう。**

もちろん、家族に頼んでもかまいません。

そして、お茶碗も、お椀も、お皿も。できればスプーンも、**ひと回り小さめのもの**

をそろえてください。

あなたの血圧は、少しずつ下がり始めることでしょう。

このカラクリは、超簡単。

まず、一つ目は心理的な効果です。

人は、「本当の満腹感」とは関係なく「食器に入っているものを残さず食べよう」という心理が働くものです。食器自体が小さくなって、食べる量が物理的に減ったとしても、それにはこだわらず、いわば**「ニセの満腹感」を得られる**のです。これが**「だましのテクニック」です。**

二つ目は、「食べにくい」という点を逆手にとった効果です。

スプーンが小さい場合。スープやシチューなどの汁物を口に運ぶ回数が増えてしまいます。

すると、**食事のスピードはおのずとペースダウンし、「早食い防止」につながる**のです。

このように「脳を上手にだます方法」でリバウンドせず、持続するダイエット&血圧低下を目指しませんか。

まず、お皿を買いに行きましょう！

どんどん改善！ 7

「肉はダメ」じゃない。食べるならしゃぶしゃぶがおすすめ

「肉＝血圧を上げるので控えるべき」、そうあきらめていませんか？

確かに、動物性脂肪の摂りすぎがコレステロールを増やし、動脈硬化を引き起こし、血圧の上昇を招くという考え方はあります。しかし、それはあくまでも「肉を摂りすぎた場合」の話。「多くの食品をバランスよく食べること」は高血圧対策につながるため、肉類はむしろ上手に摂るべきなのです！

脂肪を摂りすぎないために、よく言われるのが「肉の部位を選ぶ」ということです。とはいえ、いくら低カロリーだからといって「鶏のササミが食べたい！」という気分には、なかなかなりにくいですよね……。

それなら、調理法に注目してみてください。**網焼きやグリル、蒸し料理にすると、食材の脂肪が溶けて落ち、カロリーを減らせます。焼き肉も、タレをつけすぎずに食べるならOK! 骨付きの肉を選ぶこともおすすめ**です。

たとえば鶏の手羽先の網焼きに、七味をかけるというメニューは、味も最高! 骨付き肉は食べるのに手間と時間がかかるので、早食い&ドカ食い、ひいては食べすぎを防いでくれるのです。

お鍋も優秀メニューです。しゃぶしゃぶなどのお鍋も、汁に脂が溶け出る調理法なのでよいでしょう。

ただし、脂を含む汁は飲まないように。また、汁全体に味を付ける寄せ鍋や石狩鍋ではなく、たらちりなどがベストです。

◆すき焼き……塩分４・１キログラム（３８８カロリー）

◆鶏の水炊き……塩分１・９キログラム（２５３カロリー）※ポン酢しょうゆ付き

薬味は大根？　ネギ？　味付けの工夫を考えるだけでも楽しめそうですね！

どんどん改善！ 8

イカ、タコ、エビに貝類で血圧が下がる

イカ、タコ、エビ、貝類。これらの〝海の幸〟を「控えている！」という頑張り屋の患者さんに、お目にかかることがあります。

理由は、「コレステロールが高くなるから」。その意識の高さには、頭が下がります。

でも……。

最近は**「イカ、タコ、エビ、貝類は、コレステロール値を低下させる」という説の方が主流**なのです。さらに、高血圧対策にもなりますよ！

イカ、タコ、エビ、貝類には、疲労回復効果が高い「タウリン」が多く含まれています。

実は、タウリンは肝機能を高めて胆汁酸の分泌を促し、コレステロール値を下げてくれるのです。このように、科学の進歩で「常識」が真逆になることって、よくありますよね。

タウリンが特に多いのは、イカとタコです。

◆イカ……100グラム中、生スルメイカ270ミリグラム、焼きスルメイカ380ミリグラム

◆タコ（生マダコ）……100グラム中、150ミリグラム

さらに、タウリンは血圧を上げる「カテコールアミン」の分泌を抑えたり、交感神経を抑制するため、降圧効果も期待できます。コレステロールを気にしすぎず、むしろ積極的に摂った方が、健康のためになるのです。

もちろん、しょっぱすぎる味付けは避けるのがベターですが……。

タウリンは、サザエやカキ、シジミやトコブシなどの貝類にも豊富です。

カロリーを低くし、コレステロールを下げ、降圧までしてくれる。

そのうえ、「おいしい！」。

食事を楽しみながら、高血圧予防を末永く続けていきましょう。

どんどん改善！ 9

降圧効果のある大豆製品は、冷蔵庫に常備しよう

「1日1回、大豆製品を食べることがダイズ（大事）です！」

私は患者さんに、こう説明しています。

なぜなら、大豆は血管を丈夫にする良質タンパク質が主成分だから。また低カロリーで、食物繊維やカルシウムも多い食材だからです。

大豆レシチンは、悪玉コレステロールを減らして善玉コレステロールを増やしてくれるし、苦味物質「サポニン」は脂質の酸化を防ぎ、高血圧や動脈硬化予防の効果が絶大なのです。

大豆のよさを挙げればキリがありません。

では、それぞれの大豆製品を見ていきましょう！（豆腐については74ページを参照）

◆油揚げ・がんもどき……いずれも油を使っているため高カロリーですが、熱湯をかけると約12％、ゆでると約25％、カロリーカットできます。

◆湯葉……すぐ食べられる生湯葉と、保存が効く干し湯葉。上手に使い分けを。

◆高野豆腐……戻す手間がいらないタイプの商品も。保存性が高くて便利。

◆納豆……納豆独自の成分「ナットウキナーゼ」は、血栓を溶かす強い力を持っています。高血圧などが原因で起こる動脈硬化予防効果が期待できます。

◆おから……食物繊維が豊富で、栄養価も高い食材です。

◆豆乳……血圧を下げるカリウム、マグネシウム、食物繊維が豊富。塩分ゼロ。豆乳鍋もおすすめです。

◆きな粉……牛乳やヨーグルトにかければ、おいしくいただけます。

これだけ種類があれば、グルメなお父さんでも、毎日常食できること間違いなし。
どうぞお体をおダイズ（大事）に！

どんどん改善！ 10

減塩には実はダイエット効果もある

実は、減塩することがダイエットにつながるといううれしい副産物があります。

「油断大敵」と言いますが、「油断」、つまり油を断つことこそ、ダイエットの極意です。そして血圧の安定というステキなオマケも付いてきます。

油はカロリーが高く、太っている方は油っこいものが大好きです。

天ぷら、とんかつ、フライドチキン……。食べだしたら止まらないスナック菓子も、油を多く含んでいます。そして油っぽいメニューには、必ず塩分もいっぱい含まれているのです。

私の患者さんで40キロ減量した方がいます。

通院されるまでは体重が125キロあり、当然、血圧もとても高く、ちょっと危ない状況でした。

私は体重と塩分摂取量を落とすよう指導しました。

その患者さんは、

「わかりました。油物をなるべく食べないようにして、塩分を減らします！」

と宣言し、天ぷらを食べるときに衣をはがすなど、自分で食生活に工夫をこらしてみることにしたそうです。

すると、外来にいらっしゃるたびにどんどん痩せていって、いつの間にかダイエットに成功し、血圧まで安定してしまいました。素晴らしく変身した姿を見て、私もうれしくなり、たくさんの患者さんにこのエピソードを話すようにしています。

高血圧と太りすぎで悩んでいる方は、ぜひ「油断」を心がけてください。

「油断」と書いて冷蔵庫の壁に貼ったり、よく目にするような手帳の表紙あたりにその二文字を書いてみてください。

油物を少し減らすだけで、結果的に塩分も減って、血圧も下がりますよ！

どんどん改善！

11

甘い物だって大丈夫！チョコレートやフルーツを多めに

「血圧コントロールをしている身では、甘い物は厳禁だなぁ……」

そう悲観してはいませんか？　確かに甘い物は肥満の原因ですし、動脈硬化につながって、高血圧を招きかねません。また、甘い物には意外と高塩分なものもあります。

極端な例を挙げると、洋菓子のパイの皮には1個に0・7～1・5グラムの食塩が含まれます。まさに「隠れ塩分」ですね。

でも、**疲れやストレスを癒してくれる甘い物の効用は見逃せません。**ひと口サイズのものを1日に1～2個食べる程度なら（100～200キロカロリー）、大丈夫なんですよ。

さらに言えば、**洋菓子より、フルーツやチョコレートそのものを食べるのがおすすめ。**

生のフルーツは全般的に、高血圧対策になると考えてよいでしょう。血管をしなやかにするビタミンCや、カリウム、カルシウム、マグネシウム、食物繊維などが豊富だからです（「降圧に効くフルーツ」は68ページを参照）。

そして意外なチョコレートの効用についてもお話しておきましょう。

「糖分と脂肪分の低いダークチョコレートを18カ月間、少量（6・3グラム）を摂取し続けると、血圧が2・9㎜Hg低下した」という実験結果があります。

面白いことに、**ホワイトチョコレートでは血圧の変化は見られなかった**そうです。

「2・9㎜Hg」というとわずかに思えるかもしれませんが高血圧症の患者さんの場合、3㎜Hgの血圧降下で、心臓麻痺による死亡率は8％、冠動脈疾患のリスクは5％も減少します。

血圧を下げるためにも、1枚のダークチョコレート習慣から始めてみましょうか！

どんどん改善！ 12

朝バナナは最高の〝時短食〟

あなたは朝食に、何を食べていますか？

「忙しいから」「手間がかかるから」「さほどお腹が空いていないから」……。

朝食は、ついつい抜きがちですよね。

ところが「朝食抜き」をしてしまうと、昼食を食べすぎたり、体のエネルギーの吸収率が高まったりで、肥満のもとになってしまいます。

しかも、「血圧が安定しない」というコワいオマケもついてきます！

そこで、おすすめしたいのはバナナ。

入手しやすく、手で皮をむくだけ。最近は多くのコンビニでも扱われているので、「仕事帰りに1本買うこと」を習慣にしてみませんか？

房で買うよりも割高かもしれませんが、買いすぎて腐らせてしまうより、よっぽど「エコ」かもしれませんよ。

実はバナナは、降圧に効く成分をバラエティー豊かに含んでいます。

ナトリウムの排泄を促し、血圧を安定させるカリウムは、100グラム中、360ミリグラム。これはリンゴやミカンの2〜3倍の値です（100グラム中比）。

同じく、ナトリウムの排出作用がある植物繊維も豊富。

また「メラトニン」というホルモンを多く含むため、睡眠の質がアップ。ひいては血圧の安定につながります。

炭水化物が多く、エネルギーになりやすいのもうれしいところ。

ヨーグルトや牛乳などのタンパク質を多く含むものと一緒に食べると、さらに栄養バランスはよくなります。

めどは1日1本（約100グラム）です。

明日から、朝バナナはいかがですか？

どんどん改善！

13

指輪は身近な塩分摂取のバロメーター

普段の食生活の塩分量を正確に知るのは、ちょっと難しいもの。

ですが、塩分量の変化の相対的な目安になるものがあります。

それは、指輪です。

実は、**塩分を摂りすぎると、指輪はきつくなります。**

メカニズム的に言うと、塩分を摂りすぎると、血中の塩分濃度を一定に保つため、水分摂取が増え、毛細血管から周囲の組織水がしみ出して、指がむくんでしまうのです。

その結果、血液量が増え、血管内側からの圧力が増え、高血圧になるというわけです。

こんなにわかりやすいエピソードがあります。

お恥ずかしい話ですが、ある日、帰宅したところ、うちの妻が「結婚指輪が抜けない！」と大騒ぎしていたことがあります。

実は彼女は大のおせんべい好きで、「おせんべい一袋一気食い」の〝常習犯〟。

「もしかして、また一袋を食べたのか？」と聞くと、やっぱり図星でした。

皆さんも、そんなご経験はありませんか？

おせんべいは大1枚（20グラム）で0・3グラムという高塩分。それを数十枚も食べれば、血圧が一気に上がっても当然でしょう。

逆に、妻に降圧効果が高いリンゴを摂り続けてもらったところ、数日後にスッと指輪は抜けました（リンゴの驚くべき降圧パワーについては、69ページを参照）。

キムチや漬け物を食べすぎたら、翌朝、手足がパンパンになって、指輪が抜けなくなってしまった患者さんもいました。

体の締め付けは血圧の上昇につながるので、きつくなってしまった指輪は避けるべき。

でも、ちょうどよいサイズの指輪なら、バロメーターとして身に付けるのはおすすめです。

COLUMN ❶

家庭での血圧の測り方

1

朝、起床して1時間以内で朝食前、排尿後に測ります。トイレをがまんしていると血圧が上がってしまうので、くれぐれもトイレを済ませてから測定しましょう。

2

部屋は寒くない程度にし、座って測ります。

3

喫煙する人は、計測前にタバコを吸わないようにしましょう。喫煙後は、確実に血圧が上がってしまいます。

4

できれば、続けて2回測り、平均値を出してみましょう。時間的に難しければ、1回でもOKです。

5

夜、測るのであれば、就寝前、排尿後にしましょう。帰宅後すぐに測るのではなく、飲酒をしていたとしても、就寝前に測定してください。部屋は寒くない程度にし、座って測ります。計測前にタバコを吸わないようにしましょう。

6

数値をできるだけ毎日、ノートに記録し、体調が気になるときはかかりつけの医師にその記録を提出しましょう。

第2章

血圧を下げてくれるのは、ほんの少しの〝食材トリビア〟

カドを立てない外食のマナー

どんどん改善!

14

選ぶなら「ぶりの照り焼き定食」より「カレーライス」

世界遺産にもなってしまったヘルシーな食事の代名詞「和食」。中華やフレンチ、イタリアンなどと比べると、よっぽど「健康的なイメージ」がありますよね。

確かに和食は、概して油脂類が少なめで、カロリーも低いです。また副菜からビタミンやミネラル、食物繊維なども多く摂ることができ、栄養バランスに優れた健康食だとされています。

ですが、定番の味噌汁や漬け物、焼き魚、煮物など、白いご飯に合うのは、どれも実は高塩分……。

わかりやすく、データで比べてみましょう。

たとえば、和食の定番「ぶりの照り焼き定食」と、「カレーライス」。あなたはどちらのメニューの方が、1食当たりの塩分が高いと思いますか？

答えは、「ぶりの照り焼き定食」（6・9グラム）。「カレーライス」は塩分が高いイメージがあるかもしれませんが、なんと3・4グラム。約半分です。

1日の食塩摂取量の目標値、6グラムをあっという間に1食で超えてしまうことになります。

「ぶりっ子」はいけません!?

「わ、ショック！」

では、どうすれば和食を安心して食べられるのか。

追って考えていきましょうね。

どんどん改善！ 15

味噌汁は、半分残すのが減塩のマナー

「食事は、残さず食べなさい！」

昔は、親にそう教えられたものです。ですが、高血圧対策としては、「お残し」をするのが新常識です。

「お値段そのままなのに、残すなんて！」という声も聞こえてきそうですね。でも、これはあなたの健康のためなんですよ。

漬け物は残す。焼き魚の皮は食べない。味噌汁は半分残す。そんな小ワザだけでも、塩分はかなり減るものです。

「食材がもったいない」というような抵抗があれば、注文時に声をかけ、配膳する前に「漬け物を抜いてもらう」「味噌汁は半分にしてもらう」というのもよいでしょう。

うどんやそばなど麺類の場合。塩分が高いつゆは、できるだけ飲まずに「お残し」を。つゆを飲むのが「大好き！」というあなたは、**せめて「全部飲み干すのではなく、一口残してみる」という低めのハードルから始めませんか。**

逆に言うと、和食は「お残し」さえできれば、減塩がコントロールしやすいメニュー。丼ものなどの場合、おいしいつゆがご飯にしみ込んでしまっているので、自分で塩分調節ができないのです。

もちろん、食べる量を減らせばその分塩分は減りますが……。それは、ムリな相談ですよね！

ぜひ、和食は「お残し」を。

どんどん改善！ 16

「自家製しょうゆ」を持ち歩こう

1章では、さまざまなしょうゆ代わりの味付けをご紹介しました。ラー油や七味とうがらしなど……。

このような減塩につながる調味料を、外出先でも使い続けられれば最高ですよね。

そこでおすすめしたいのが、「自家製しょうゆを持ち歩く」という方法です！

17ページでも触れましたが、外食のメニューはおしなべて、塩分多めです。減塩を意識したおいしいメニューを作ってくれるお店が、もっともっと増えればよいのですが……。

しかし外食が塩分高めである以上、私たちは自衛するしかありませんよね。まず、**しょうゆを自分でかけられるタイプのメニューを選ぶことから始めてください。**

お店で、減塩できる「自家製しょうゆ」を堂々とかけましょう。

実は飲食店で働く人の中には、高血圧でお悩みの方が多いんですよ。私のところに通う患者さんにも、飲食店関係者がたくさんいます。

お店の人に、「自家製しょうゆ」のことで何か言われたら「主治医に減塩指導を受けている」と答えてみましょう。

最近は、高血圧や減塩に対する世間の理解も進んでいます。

「自家製しょうゆ」を持ち歩く患者さんは、だんだん増えています。「市販の減塩しょうゆの小型タイプを携行する」というスタイルもいまや定番です。

でも、自分で作ると、よりグルメな味わいが楽しめるんですよ！ 特に女性患者さんの場合は、楽しんでさまざまな工夫を凝らしているようです。

減塩調味料のレシピの一例をご紹介しましょう。

◆和洋中ごとに素材をブレンドして「豪華グルメ版自家製塩」を作る

お料理上手な患者のIさんが教えてくれたレシピです。

Iさんは専業主婦であることの強みを生かして、和洋中別においしさを追求しています。テレビ番組で紹介されていた料理を、自分なりにアレンジし、できる範囲で続けているようです。

Iさんいわく「塩50グラムにさまざまな素材（ミキサーで砕いたものや、パウダー状の既製品）を、適宜〝いい感じ〟の分量でミックスすれば完成！」。

- **和風の場合**……かつお節、昆布など。
- **洋風の場合**……ハーブ類、コショウ、ガーリックパウダーなど。
- **中華の場合**……干しシイタケ、干しエビなど。

また、Iさんによると、岩塩にあらかじめハーブやニンニクがブレンドされた商品が、市販されているそうです。

アメリカ発の調味料で「アイスクリームとケーキ以外、何にでもよく合う」という宣伝文句で人気なのだとか。

むしろ、普通の塩よりおいしそうではありませんか！

◆超簡単「しょうゆに酢を混ぜるだけの自家製しょうゆ」

自分はズボラだと自覚している患者のSさんが実践している「マイしょうゆ」です。

作り方はいたって簡単。

しょうゆと酢を、同じ量、半分ずつ入れて混ぜるだけ！　これは、服部幸應さんが「簡単調味料」としてテレビ番組で紹介していたものだそうです。

「熱を加えると保存性が高まり、酢のカドがとれ味が丸くなる。3～4日で使い切るのが理想」と放送されていたようです。

純粋な酢は塩分ゼロだから、確かに塩分は半分になりますね！

明日から「自家製しょうゆ」、始めませんか。

グルメなあなたにぴったりだと思いますよ！

どんどん改善！17

しょうゆは「かける」のではなく「つける」ものと認識する

減塩のカギ、しょうゆについてはすでにお話をしました。

いろんな調味料や風味豊かな食材を「しょうゆに置き換える」という小ワザや、「自家製しょうゆを持ち歩く」というアイデアをご提案してきました。

しかし出先では〝しょうゆうこと〟は、なかなか難しい、ですよね？

〝かけごと〟はいけません！
そこでおすすめしたいのが**「しょうゆをかけるのではなく、おかずをしょうゆの小皿につける」**という楽しみ方。このスタイルに変えるだけで、食品がしょうゆに浸される表面積はかなり減ります。ぜひ一度、実際に試してみてください。

ひと手間かかって、「めんどくさい」かもしれませんが、それが食事のペースダウンにもなり、**ドカ食い・早食いも防げて、降圧効果につながります。**

最もわかりやすい例は、海鮮丼でしょう。

丼の上から盛られた刺し身に向かって、ついつい「ジャーッ」と豪快に「回しがけ」しがちですが、明らかにそれは「かけすぎ！」。

そしてかけすぎた分のしょうゆが、ご飯の部分に浸透して「しょうゆメシ」になってしまい、それをペロっと食べてしまうとさらに「塩分の摂りすぎ！」。

でも、〝しょうゆメシ〟っておいしく感じるんですよね……。

「しょうゆをつけるスタイルでは物足りない」という場合は、香味野菜を大盛りに。

外食でも、わさびやショウガなら添えられていることも多いものです。

どんどん改善!

18 スープは海藻入りのものを選ぼう

「海藻＝なんとなくヘルシー」というイメージを持っている方は多いのではないでしょうか。

まさにその通りで、ワカメなどの海藻は、降圧効果が期待できる栄養素に富んでいます。

ナトリウムを体の外に排出して、血圧を下げてくれるカリウム。

筋肉細胞を調整して、血圧を一定に保ってくれるカルシウムとマグネシウム。

血圧の上昇を抑制してくれるアルギン酸とフコイダンが豊富に含まれているのです。

また、海藻は水溶性の繊維が豊富なので、便秘対策にもなります。便通がよいことは、高血圧予防につながります（長すぎるトイレタイムは血圧が上がってしまうので厳禁です！）。

さらに言えば、海藻はいくら食べてもゼロカロリー。血圧をコントロールしながら、体重も同時に管理できるのです。

もっとも、味付けにはご注意を。たとえば、つくだ煮、塩こんぶなど、明らかに「しょっぱめ」のものは塩分が高いため、せっかくの降圧効果も相殺されてしまいますよ！

サラダや酢の物がお店のメニューにあれば、積極的に摂りたいですね。

でも、できたらサラダにドレッシングをかけないでください。塩分が多いですから。

コンビニなどで入手できる汁物にも、海藻入りのものを多く見かけるようになりました。

もし、何を買おうか迷ったら、海藻が多く入ったものを意識的に選ぶようにしてみませんか。

もちろん、塩分高めのスープは、飲み干さないのがベスト。それよりも、海藻を優先して摂るようにしてみましょう。

どんどん改善！ 19

カリウムの多いアボカドやリンゴを意識的に摂る

もしかして、あなたは「果物なんて、どれも一緒」と思っていませんか。男性なら、果物の栄養について聞かれても、「ビタミンC？」くらいの知識しかない人がほとんどかもしれません。

でも、**フルーツの中には絶大な降圧効果を持つものがあります。**

注目すべき成分は、体外に塩分を排出してくれる「カリウム」。前の海藻の項でも登場した（65ページを参照）、「自然の降圧剤」と称される成分です。

カリウム含有量が多い、「四大降圧フルーツ」を挙げてみましょう。

◆1位……アボカド（100グラム中、720ミリグラム）

◆2位……バナナ（100グラム中、360ミリグラム）。朝食にも最適です（46ページを参照）

◆3位……メロン（100グラム中、温室メロン340ミリグラム、路地メロン350ミリグラム）

◆4位……リンゴ（100グラム中、110ミリグラム）

ちなみに、1日のカリウム摂取量の理想は3500ミリグラムです（腎臓病の人は摂りすぎると危険なため、必ず医師に相談をしてください）。

ある実験で、毎日1日6個のリンゴを10日間摂り続けると、明らかに血圧が低下したというデータがあります。

1日3個のリンゴを10日間食べ続けた実験でも、わずかな低下が認められています。

もっとも、リンゴの果糖は糖尿病や肥満の原因になりかねないし、リンゴばかり摂り続けるのはムリな話です。

しかし、**気付いたときに「少し摂る」だけで、違ってくるもの。**サラダバーや居酒屋などで「降圧フルーツ」を見かけたら、ぜひ多めにいただきましょう！

でも、あらためてお願いがあります。

腎臓の悪い人は、カリウムの多い食事を控えてください。不整脈が出て、危険です。

どんどん改善！ 20

ビールのロング缶1缶までなら大丈夫

「酒を飲むことは、なるべくサケ（避け）なければならない」。

なーんて患者さんにはよくお話しするのですが、難しい話ですよね。

むしろ「百薬の長」として、お酒を〝利用〟したいもの。飲酒で心身がリラックスしたり、善玉のＨＤＬコレステロールを増やすこともできるのですから。

医学的には、「1日1単位」のお酒の量を守るのがよいとされています。酒量の「1単位」とは聞き慣れないかもしれませんが、次の量が目安です。

アルコール度数によっても、微妙に量は変わります。

◆ビール（5%）……ロング缶1缶（500ミリリットル）
◆ワイン（14%）……グラス2杯弱（180ミリリットル）
◆日本酒（15%）……1合（180ミリリットル）
◆焼酎（25%）……約3分の2合（約110ミリリットル）
◆ウイスキー（43%）……ダブル1杯（60ミリリットル）

「アルコール度数の低いものほど、量は多く飲める」ということがわかりますね。アルコールが体内に吸収されるまでには、実は20～30分もかかります。

酔いが回るまでに飲みすぎないよう、ちびちび飲むのが酒量を抑える手です。

またアルコールが回るにつれて、食欲は増進、味覚は鈍るため、しょっぱいつまみを食べすぎてしまいがちなので、気を付けてくださいね。

次に、「減塩おつまみ」を紹介しましょう！

どんどん改善！ 21

居酒屋を「降圧スポット」に変える

あなたは週に何度、飲みに行きますか？

お誘いを断るなんて、とてもできませんよね。「矢切の渡し」ならぬ「不義理の私」になってしまいますから……！

でもご安心を。おつまみに血圧を下げてくれるものを選べば、大丈夫。

むしろ、居酒屋をあなたの工夫で「降圧スポット」に変えることもできますよ。

「血圧低下につながるような〝体によいもの〟なんて、どうせマズいものばっかりに決まってる！」

そんな声も聞こえてきそうですね。

では、豆腐はいかがでしょう。

昔から評価の高い「優等生食材」ですが、さまざまな効能が科学的に解明されています。

注目したいのは大豆ならではの成分「大豆イソフラボン」「大豆ペプチド」。これらは血液をサラサラにしたり、高血圧のみならず動脈硬化まで予防するとされています。ほかにも血圧を下げる代表的な栄養素、カリウムやマグネシウムなども多く含まれています。消化や吸収のよさも魅力です。

もちろん、ここにしょうゆをかけすぎるのはNG。その理由は「減塩対策」という意味もありますが、食の楽しみの間口を広げてみませんか。

たとえばショウガやネギなどの薬味をたっぷりかけて、風味を楽しもうではありませんか。

そもそも「薬味」とはよく言ったもので、香味の強い食材は、毒消しや強壮、胃を守る作用を持つものが多いのです。

「そろそろコッテリしたものがしんどくなってきた」というお父さんには、うってつけの減塩おつまみです。

どんどん改善！22

1合以上の深酒は血圧を上げる

脅すわけではないのですが、少しだけ、コワい話もさせてくださいね。

それは、お酒の飲みすぎの害についてです。


血圧のメカニズム的な話をすると、お酒は飲んで1～8時間は血圧を下げますが、その後は逆に血圧を上げます。

先に紹介した適量（72ページを参照）以上を、もし毎日飲み続けたとしたら、血圧の低下時間が少なくなってしまい、そのあとの血圧上昇が激しくなってしまいます。

血圧の急な変動は、体に決してよい影響を与えません。そして、お酒をたくさん飲む人がどうなるかというと、肝臓を傷めるか、高血圧へと一直線……というのが、残念ながらお決まりのコースなのです。

かくいう私は、以前2カ月間、お酒を1滴も飲まなかった期間があります。

というのも、歯の治療中で、かかりつけの歯科医の先生に禁酒を言い渡されていたからです。

私はむしろ「酒好き」の部類に入ると思いますが、ドクターストップがかかると、さすがにすんなり断酒できました。おかげで血圧もずっとよい数値を保っていました。

飲み会に誘われたら一応は参加し、医者から止められていることを口実にお酒は断り、ソフトドリンクでごまかす……というのも一つの方策ではあります。

ウソも方便ですよ！

第3章

人目があっても叱られない、恥ずかしくない！

通勤時・仕事中にやっておきたいラクラク降圧法

どんどん改善！ 23

階段は上らなくて下るだけでいい

「高血圧対策には運動を」「ジョギングやウォーキングが効果的」……。

これらの「健康常識」を、メディアで見聞きするたびに、あなたはストレスを感じてはいませんか。

「運動をしないから血圧が高い」と、まるで鬼の首をとったかのように運動をすすめられては「カチン！」ときて、血圧も余計に上がるというものですよね。

でも、大丈夫。体を動かすのが大キライで、どんなに忙しい人でも、ラクラク続けられる「運動」があります。

下らない話ですが、聞いてください。

それは、「下り階段を使う」ということ。

たとえ少しの距離であっても、歩くことは全身運動につながります。


あなたは、1フロア下への移動でも、エレベーターを使ってはいませんか？

ぜひ、下りの階段に切り替えてみてください。エレベーターの待ち時間を短縮できるかもしれませんよ。

また、駅でわざわざ並んでエスカレーターで移動するよりも、ガラガラの階段なら気持ちよく下りられることでしょう。


どんなに元気な人であっても、上り階段を使うとなると、精神的なハードルを少しは感じるもの。

でも、**階段の「上り」も「下り」も、運動の効果は実は「同じ」**。それなら「上り階段はもう使わない」と決めてしまってよいのです。

最初はまず、1カ所の下り階段を「ヘビーローテーション」。

それはきっと、ズボラなあなたにとっては「大革命」のはず。

そして、体をもっと動かしたくなったら、しめたものです。

さあ、明日はどこの階段を下ってみますか?

どんどん改善！

24

1日1本の理想の「マイ茶」が、血圧を管理してくれる

職場での水分補給、あなたは何を飲んでいますか？

「のどが渇いたなあ」と感じる前に、早め早めに飲むことって、実は大切なんですよ。

そして、どうせ水分を摂るのなら、その瞬間を、血圧低下にほんの少しでもつなげられたら、とってもラクですよね。

大丈夫、飲み物を選びさえすれば、そんなズボラな願望も、すぐにかなえることができます！

高血圧対策に効く飲み物として、まず思い浮かぶのは、カテキンが豊富な緑茶でしょう。

人にいれてもらったお茶というのは、本当においしいもの。とはいえ、いくら「体によい」とわかっていても、「自分で茶葉を急須に入れて、お湯を注いで……」という手間を考えただけで、気が遠くなってしまいます。

そこで、新常識。**「お茶は、お店で〝買うもの〟」と割り切り、高血圧対策として、1日1本、飲んでみませんか。**

まずは、通勤途中の駅の売店やコンビニなどで扱われているペットボトル商品の中から、選んでみましょう。

最初のうちは興味のおもむくまま。「日替わり」でもかまいません。「おいしい商品」にめぐりあうまで、とっかえひっかえしてみてください。

高血圧対策として飲まれてきたお茶は、世界中にたくさんあります。

トクホ（特定保健用食品）の商品も、皆さんおなじみですね。

お茶は、飲み続けてこそ効きめを感じられるもの。「マイ茶」を見つけて、習慣にしていきましょう。
降圧効果が期待できるお茶を挙げておきます。

◆緑茶……おなじみの成分、カテキンには血圧上昇抑制効果あり。血圧降下成分のGABA《ギャバ》（γアミノ酪酸）も含まれており、相乗効果が見込まれる。毎食後に摂るのが、特におすすめです。

◆ギャバロン茶……GABAが普通の緑茶の5〜10倍。1日3杯以上、3カ月の摂取で半数以上の人に降圧効果が現れたという報告があります。

◆ウーロン茶……半発酵によって作られる代表的な中国茶。ウーロン茶ポリフェノールはカテキンの集合体で、血圧上昇を抑制する作用があります。テアニンという成分には、副交感神経を刺激してリラックス感を高める効果もあります。

◆杜仲茶《とちゅうちゃ》……「杜仲」の葉に含まれるゲニポシド酸は、副交感神経を刺激したり、血管拡張し、血液循環を促進する働きがあり、ノンカフェインです。

また、お茶以外にもおいしい飲み物はたくさんあります。乳酸菌飲料や黒酢、青汁を原料とした飲み物など、よりどりみどり。もちろんトクホ認定の商品もいっぱい。

とはいえ、トクホ認定の商品は「たくさん摂れば効く！」という性質のものでは決してありません。摂取目安量は、必ず守りましょう。もし、現在降圧薬を飲んでいる場合は、医師に相談してくださいね。

あなたがお気に入りの飲み物と出合えることを、期待しています！

どんどん改善！ 25

午前中だけ集中して働いて、昼からは「のんびりワーク」

血圧と仕事の深～い関係について、考えてみましょう。

私の知人のKさんは、血圧が高めであることをずっと気にしていました。

しかし、仕事が忙しく、生活習慣を改めるような様子はまったく見られませんでした。やがて、Kさんは定年退職を迎えました。

それから数カ月後、Kさんと久しぶりに会い、話を聞くと、なんと**「定年してから何もしていないのに、血圧が下がった」**とうれしそうに話すのです。

私はとてもびっくりしました。

しかし、「そうかもしれない」と思い直しました。

別の患者のIさんが「仕事がない日は、血圧が低くなる」と話していたことを思い出したからです。

それほど、仕事が血圧に与える緊張、ストレスというのは大きいものなんです。

誰もが「すぐに定年」というわけではないでしょうが、リタイア目前の方は、定年をきっかけに健康になれるかもしれませんよ！

働き盛りの方は、それぞれができる範囲で、工夫をこらしてみてください。

別の患者のEさんは「働き方をフレックスタイムに切り替えた途端、血圧が下がった」と教えてくれました。

「ラッシュ時の電車を避けるだけで、かなりのストレスが減らせたのかもしれない」というのが彼の分析です。

「フレックスタイムなんて、うちの職場に導入されていない」という会社もまだまだありますよね。

でも、なるべく**「仕事の強弱」をつけるようにして、生活にメリハリを効かせてみてください。**

「朝は集中、昼はユルユル」。

「常に全力投球」ではなく「ペース配分」を自分なりに設定して意識すれば、「血圧ダウン&効率アップ」も見込めることでしょう！

どんどん改善！ 26

イライラしたときこそ、降圧のチャンス！

職場での「イライラ」。誰にでも、必ずありますよね。

でも、怒りや焦り、競争心などは、交感神経の働きを高め、血圧を上げてしまいます。イライラとしたときこそ、「ブレイクタイム」で、上手にリフレッシュしませんか。

なにしろ、**一瞬のブレイクタイムで、血圧は下げられる**のですから！

大切なのは「今、イライラしたな」という、自分の心の動きに気付くこと。そして、「ひと休みして降圧しよう」と、仕事をキリのよいところでやめる勇気です。

ブレイクタイムに取り入れたいのは、まず「温かい飲み物」です（お茶の種類については前で取り上げたので省略します）。

ここでは、コーヒーの意外な降圧作用についてお話ししましょう。

「コーヒーを飲む人たちには、高血圧の人が少ない」と三越診療所の船津和夫さんらが日本総合検診医学会で発表しています。

コーヒーを飲む人の高血圧の割合は、飲まない人の０・８４倍でした。

時間が許せば、職場や喫茶店で１杯、あわただしいときには缶コーヒーで一息つくことをおすすめします。ただし、缶コーヒーの中には糖分が多めのものもあるので、**「ブラック（無糖）タイプ」の商品がよい**でしょう。

そしてもう一つ。

ブレイクタイムにうってつけなのが、フルーツやミント系の風味の、直径1センチ足らずの小さなタブレット（錠菓）です。薄くて小さいプラスチック製の容器に入っている商品で、中には無糖タイプもあります。

実は、これを1錠口にするだけでも、リフレッシュになり、高血圧対策になるのです。

この商品のテレビCMに、こんなシーンがありました。

「あるオフィスで、若手サラリーマンが、上司に小言を言われた瞬間に、上司の目の前でミント系の錠剤菓子を飲み込む」というコミカルなものです。

医者の立場から言わせてもらうと、彼の行動は「正解」。

「イライラしたときの気分転換のコツ」を常備しておくことが、あなたの正常な血圧や体の健康、ひいては心の健康まで守ることにつながります。

この錠菓はどこにでも携帯しやすいので、手軽でよいですね。

中には、これを口臭対策として携行している男性も多いようです。**血圧対策、ストレス対策、エチケット対策という一石三鳥になる**かもしれません。

そして、くれぐれも「仕事中にイライラするのはやめよう」なんて、殊勝なことは考えないでくださいね。

あなたも、もちろん私だって〝聖人君子〟ではないのですから、どんなときも心を平静に保つなんてムリな話です。

「イライラするのは仕方ない。血圧をリセットできるアイテムやワザを増やそう」という発想に切り替えると、とてもラクになりますよ。

どんどん改善！27

効果バツグン！デスクでの深呼吸で40㎜Hg下がる

即座に30～40㎜Hg、血圧ダウン！　いつでもどこでも、タダでできる究極の降圧法をご存じですか？

それは、**ズバリ「深呼吸」です。**

「なーんだ」と思ったあなた、呼吸を軽く見てはいけません。

以前、呼吸法に着目したダイエット法が大流行しましたよね。意外に感じる人も多いかもしれませんが、**呼吸が体に及ぼす影響の大きさはあなどれません。**

ここでは、より効果的な深呼吸のやり方を伝授しましょう。

鼻から肺いっぱいに空気を吸い込み、その4倍ほどの時間をかけてゆっくりと口から吐き出します。たったそれだけ！

ではなぜ、深呼吸で30～40㎜Hgも血圧が下がるのでしょうか？

脳内では、交感神経の中枢と、呼吸をつかさどる呼吸中枢は近い位置にあり、互いに影響を与え合っています。

深呼吸で呼吸中枢の緊張がゆるむと、近くにある交感神経の中枢もほぐれ、血圧低下へとつながるのです。

また深呼吸で肺がふくらむと、「プロスタグランディン」という降圧物質が分泌されます。血管拡張作用や血栓予防の働きがある物質です。

私の診察を受けにくる患者さんには、一度血圧を測ったあとに、深呼吸をしてもらい、二度目の計測を行うことがあります。

効果はてきめんで、30〜40㎜Hgも血圧が低くなるケースがほとんどです。

呼吸を、よりグレードアップできる合わせワザもご紹介しておきましょう。

できれば、**ゆっくり腹式呼吸ができるとベストです。鼻から吸い込んだ空気を、胸ではなくお腹に入れるよう意識してみてください。**

余裕があれば、イメージトレーニングも加えてみましょう。

イメージトレーニングと言うと難しく感じるかもしれませんが、要は「楽しいこと」を思い浮かべたり、「気持ちよく快適な状態」を〝妄想〟するだけでよいのです。

たとえば「ハワイのビーチでくつろいでいる自分」というような、「ちょっとムリそうな願望」でもまったくかまいませんよ。

会議や打ち合わせなどで中座しにくい雰囲気のとき。ちょっとの休憩もはばかられるような状況のとき。
どのような環境でも、呼吸は自分でコントロールできるもの。ましてや頭の中で何を考えようと、あなたの自由なのですから。

深呼吸のオマケの効果として、脳内に酸素が取り込まれ、脳が活性化し、仕事の能率アップも期待できます。だまされたと思って、試してみてください。

「深呼吸だと、ため息をついていると誤解されかねない」なんていう場合は、**呼吸の速度をゆっくりめにするだけでも効果あり。**

急いだり緊張しているときほど、呼吸は浅くなり、回数が増えているもの。
普通の呼吸は約5秒間に1回とされていますが、15秒間に1回のペースに落とすだけでもリラックスできますよ。

どんどん改善！ 28

「長いものには巻かれろ」で血圧を下げる

「長いものには巻かれろ」ということわざがありますが、これは血圧を下げるコツでもあります。もっとも「長いもの」といっても、マフラーの話なのですが……。ここでは、首の「プチ温め習慣」を提案したいと思います。

冬場、首の周りを温めるだけで、血圧は安定し、手足までポカポカになってきます。反対に、首元がスカスカと開いていると、空気が逃げ、代わりに冷たい空気が入ってきます。

これは誰でも経験的に、うなずける話ですよね。

実は、「首を温める」という防寒対策には、医学的に大きな根拠があります。

首には「ＡＶＡ」（動静脈吻合）という特殊な血管があります。これはいわば、体温調節のスイッチ。ＡＶＡが開いている状態だと、体の末端への血行を調整し、体温調整を行ってくれるのですが、「寒い」と感じると、ＡＶＡはすぐに閉じてしまいます。

そして血行が悪くなり、末端まで血液が行き渡らず、残念なことに血圧が上がってしまうのです。

しかし逆に言うと、**首さえ温めていれば、ＡＶＡは「温かい」とカン違いして、開いた状態のまま、体温を下げないように機能してくれます。**だからこそ、ＡＶＡをうまくだますことが必要になってきます。

一度閉じてしまったＡＶＡを再び開かせるには、なんと10〜40分もかかります。

「夜、手足が冷えてなかなか寝られない」という経験をしたことはありませんか。それはAVAが閉じた状態がずっと続き、血行が悪くなっているということなのです。

外出時のマフラーは理にかなっているわけですが、室内においてもマフラーはとっても有効です。

職場でも、自宅でも、「室内マフラー」をぜひおすすめしたいと思います。

マフラーと聞くと、毛糸のものを思い浮かべる方も多いかもしれませんが、ところがどっこい。最近はさまざまな素材のものが出ています。汗を吸ってくれる麻や綿の「サマーマフラー」も、いまや一般的になっています。

また最近の夏場の室内は、冷房が効いているところが多いもの。ひざ掛けやカーディガンを職場に常備している女性がたくさんいることからもわかるように、**室内は相当に冷えています。**

男性も「プチ温め習慣」を取り入れてみませんか。

「室内マフラー」に抵抗があるなら、上着を肩に掛けるだけでも大丈夫です。


その昔、バブル華やかなりし頃、カーディガンなどを肩掛けするスタイル、いわゆる「プロデューサー巻き」が大流行した時期がありましたよね。

実は**「プロデューサー巻き」もおすすめです！**

このスタイルが、近年また人気なのだとか。巻き方によっては首もカバーできますし、何より手軽なのがうれしいところです。

羽織ものを1着、職場に「置きっぱなし」にしておくだけでよいのですから。


通年、屋内外を問わず**「長いものには巻かれろ」の精神でいきましょう！**

どんどん改善！ 29

なごやかなダジャレは、降圧の味方になる

イライラ、ウツウツ、カリカリ、ドキドキ……。

このようなイラ立ちやユウウツ、焦りや不安といったマイナスの感情は、すべてストレスのもと！

ストレスを感じると、交感神経が優位になって、血圧の上昇につながってしまうものです。

反対に、リラックスしているときは、副交感神経が優位になって、血圧は下がるとされています。

できれば前向きに、なごやかな精神状態を保ち続けたいもの。でも、ストレス社会

で戦う以上、それは至難のワザですよね。

そこで私がよくお話しするのが「笑い」の効用についてです。

笑いといっても、ちょっと気の利いたダジャレを思いついては、ニヤニヤする。そんな程度でよいのです。


近年、笑いについての研究が進んでいます。一例を挙げてみましょう。

イギリスのバーミンガム大学とオックスフォード大学の研究者が、1946〜2013年に発表された785件の研究を解析し、笑いのメリットを検討したところ、次のような結果が明らかになったそうです。

笑いが血糖値を下げ、免疫力がアップ。血圧改善の効果が見込まれたり、対人関係の向上にも役立つそうです。

ほかに、**「笑うことによって、脳内麻薬が分泌されて末梢血管が広がり、その結果、**

血液の循環がよくなる」という報告もあります。

「笑いによって、がん細胞が消えた」という研究結果もあるほどですから、「笑い」の持つ力はあなどれませんよ。

そこで、私は外来の患者さん方に接するときに、意識的にダジャレをさし挟むようにしています。

患者さんに披露する定番ネタは次の三つです。

①かけごと（賭け事）は、おやめなさい
（しょうゆは、おかずに「かける」のではなく、小皿に入れて「つける」のがよいという意味。63ページを参照）

②酒を飲むことは、なるべくサケ（避け）なければならない（71ページを参照）

③お酒を飲まずに、アルコール（歩こう）（154ページを参照）

どうでしょう。これらは短い言葉ではありますが、降圧に大切なプチ習慣が、印象的に心に残りますよね。

ダジャレは知的な大人の遊び。おカネはかからず、副作用の心配もありません。

さらに言えば、**頭を使うことで「認知症などの予防になる」という副次的な効果もついてきます。**

職場や通勤途中でも、周囲の迷惑にならない程度に、ダジャレを考えたり、たまには披露してみてください。

ユーモア感覚が磨かれると、あなたの人間的な魅力や職場での評価はさらにアップするかもしれません。

そして血圧が少しでもダウンしてくれれば、言うことなしではありませんか。

どんどん改善！

30

電車で居眠りをしながら血圧を下げよう

あなたは電車に乗ったとき、何をしていますか？

電車の中というのは、実はストレスがとても溜まりやすい空間です。混雑しているときはもちろん、「振動に踏ん張って抵抗する」などで、血圧が10㎜Hg上昇するというデータもあるくらいです。

ズボラ流降圧術としては、座席に座って「血圧を上げないこと」を提案したいと思います。

もし、座席に座れたら、まずスマホや携帯を取り出して、あわただしくメールチェックをしたり、雑誌や新聞を読むという人がほとんどでしょうが、**私の一番のお**

すすめは、「眠ること」。中でも、理想は「昼食後」です。

「朝のフルーツは〝金〟」という古くからの格言をご存じでしょうか?

これは、「晩よりも昼、昼よりも朝にフルーツを摂るのがよい」という意味ですが、栄養学的に理にかなった教えのようです。

この言い回しを借りて言わせてもらえば、「昼食後の〝プチ昼寝〟は〝金〟!」。

なぜなら、昼寝には血圧を下げる効果があるから。また、午後の眠気を解消したり、リフレッシュなどの効用もあることがわかっています。それも、**熟睡までいかない15分ほどの短い睡眠こそ最適**なのです。

どうでしょう、電車移動が多いあなたには最適な降圧法ではありませんか。

スマホや携帯で、やるべき「業務連絡」をいったん終えたら、少し目を閉じてみましょう。

すぐに眠れなくても、大丈夫！

目を閉じて外界からの情報をシャットアウトし、呼吸を少し深めにするだけでも、神経に落ち着きをもたらし、体によい影響を与えることができます。

血圧は、1日中常に変動をしています。これは「高血圧症」「低血圧症」などの血圧異常にかかわらず、健康な人でも言えることです。

これを「血圧の日内変動」と呼びますが、この変動をつかさどっているのは、自律神経なのです。

ストレスや緊張で一度高くなった血圧を低める「プチ努力」を意識的に重ねる。そんな日常の習慣が、あなたを「高血圧症」から遠ざけてくれるのです。

電車の移動というスキマ時間こそ、そんな「血圧のリセット」にうってつけなのです。

「プチ昼寝」の効用については、十分理解いただけたのではないでしょうか。

これから、電車の座席でもたれかかってくる人に遭遇してしまっても、決して「イライラ」とせず、「この人は今、熟睡して、血圧対策をしているのだな」と仏様のような寛容な気持ちで過ごせるようになるかもしれませんね。

もっとも、熟睡して目的の駅を乗りすごしたり、ボンヤリして網棚に置いた荷物を取り忘れるなどといったことに、なりませんように。

私は大事なカバンを、今まで3回ほど網棚に置き忘れたことがあります。

「昼食後の昼寝は、〝禁〟！」とならぬよう、ご注意くださいね。

どんどん改善！ 31

「タバコ1本で20㎜Hgアップ」と肝に銘じておこう

「喫煙が血圧に悪影響を及ぼす」というのは、もはや「耳にタコ」の話でしょう。でも、タバコはやめるにこしたことはありません。あっさりやめられるかもしれない方法についてもお教えしますので、最後までお付き合いくださいね。

タバコを吸うと、末梢血管が収縮するので血圧が上昇します。また、ニコチンや一酸化炭素の影響で、動脈硬化まで促進されてしまいます。タバコには発がん性だってあります。

喫煙習慣は「百害あって一利なし」です。

このように、タバコをやめられない患者さんに禁煙をおすすめしたとき、最初に返ってくるセリフは、たいてい「すいません……」です。

「吸いません」ではなく、お詫びの言葉の「すいません」です。

どうすれば「もう、タバコは吸いません！」と決意してもらえるか。タバコの害についての数値を挙げると、患者さんの顔色は一変するものです。

1本のタバコで、血圧が10～20㎜Hgも上昇！

しかも、その血圧が高い状態は、15分以上続きます。

つまり、1日にタバコ20本以上を吸う人は、1日中、血圧が高い状態が続くことになります。

たとえあなたが、これまでの生活習慣を悔い改め、減塩や運動を徹底したとしても、それらが喫煙習慣で、あっという間に水の泡になってしまうのです。

もう一つ、患者さんの心に響きやすいのは、「タバコを買うと1カ月で○円、1年間で○円の出費」と、タバコ代をシミュレーションしてもらうことです。**人間、やはりおカネがからむと、頑張れるもの。**

最近では「1本やめて○円貯まった！」という「禁煙貯金」を計算してくれるスマホ対応のアプリなどもあるので、遊び感覚で試してみてもよいかもしれません。

あとは「周囲の人間に禁煙を宣言して、引くに引けなくする」、「飲食店に入るときは、まず禁煙席に座る」など、喫煙できない状況を自分で作り出すしかありません。

そして、**「根性」でやめられない人は、禁煙外来に行くことをおすすめします。**もう薬の力を借りるしかありません。

禁煙補助薬（バレニクリン酒石酸）などの場合、保険が適用されます。12週間の服用で、ニコチン依存症から離脱可能、成功率は約8割といわれています。

脅すわけではありませんが、血圧が高い状態でタバコを吸うと、発作を起こす危険性もあります。**目覚めた直後、空腹時、怒っているときが「三大・魔の喫煙タイム」**です。ぜひ、頭の片隅にとどめておいてくださいね。

そういえば、禁煙外来の医師に扮した、美人女優さんのポスターを見たことがあります。

美人の姿も禁煙を決意させるかもしれませんが、**「1本のタバコで、10～20㎜Hg血圧上昇」と書いた紙を、よく目につくところに貼っておくのも、効き目があるかもしれません。**

まずは1本、今日から減らしてみませんか。

COLUMN ❷

渡辺尚彦の24時間血圧変動

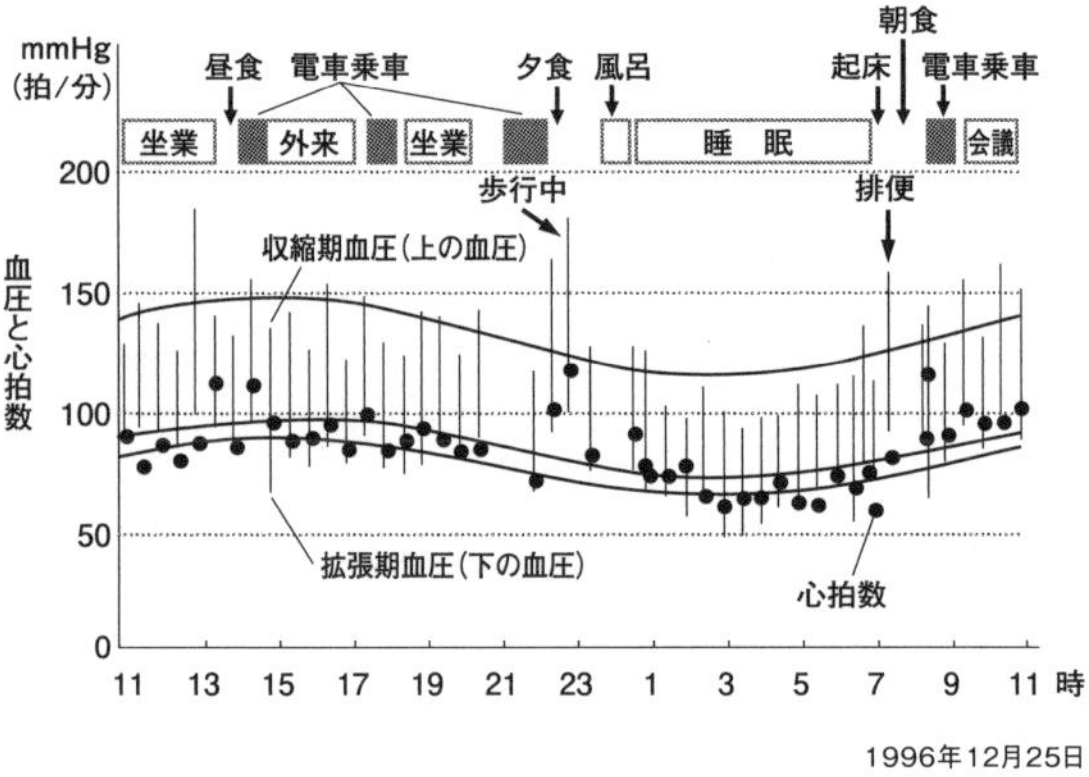

1987年以来、血圧計を肌身離さず装着し、血圧を測定してきました。1996年12月25日に測定したこの私の血圧変動のグラフを見ていただくと、生活のシーンごとに少しずつ変化していることがわかります。一番、血圧が上がっているのは緊張を強いられる仕事中や会議のときで、睡眠中はリラックスしているため安定して、下がっています。血圧がいかに心理的状態と関わっているかが、このグラフから読み取れるのです。

第4章

チリも積もれば効果あり！

オフタイムを〝降圧タイム〟に変える生活習慣

どんどん改善！

32

手足のユラユラ、ブラブラでラクラク、血圧安定

「手足のユラユラ、ブラブラで血圧安定！」。

そう聞くと簡単そうに思えませんか。

この方法は、朝と昼で少し異なります。

それぞれご説明しますね。


まず、朝の起床直後。

横になった体勢のままで、手足をユラユラと動かしましょう。そのあと、ゆっくり上半身を起こして、静かに立ち上がってください。

横になっていると重力の影響が軽いため、立っているときより少ない血圧で脳に血

液が送られています。

しかし立ち上がると、脳が高い位置になり、心臓は頑張って血圧を上げ始めます。

このように血圧が不安定な状態では、立ちくらみ（脳貧血）のリスクもあります。

体全体をいきなり動かすのでなく、末端から目覚めさせるように、布団の中で手足を「ユラユラ」してみてください。


一方、昼間は「ブラブラ」が効きます。

同じ体勢で、デスクで長時間作業をする場合は、下半身に血液が滞り、全身の血流が悪くなっているもの。

座ったままの姿勢でよいので、手足をブラブラさせてみてください。

脱力して、起床時の「ユラユラ」よりは少し速く、手足についた水を振り落とすようにするのがコツですよ！

これだけで血圧安定につながるなんて、なんだかおトクではありませんか。同僚にも、ついつい教えてあげたくなりますよね！

どんどん改善！ 33

タオルを首に巻くだけで、血圧は下がる

前に「室内マフラー」（100ページを参照）をご紹介しました。

「マフラー」というと、なんだか面倒な気がして、心の中のハードルが上がってしまいますよね。言い換えると「タオル」でよいのです。

ぜひ、首にタオルを巻いてください！

タオルなら、どこの家庭にでもあるので、調達が簡単。ウールのマフラーなどとは異なり、毎日ザブザブ気兼ねなく洗濯できるのも、大きな魅力です。

ここでは、夏場の「首タオル」のよさについてお話ししておきましょう。

まず、汗取りにもなって一石二鳥。「替えのタオル」を持って外出する男性も多いですよね。冷房が効いている職場の場合、首を保温してくれます。

炎天下の外出から室内に戻り、急にエアコンに当たると、とても強い皮膚刺激となります。

部屋に入ったときに震えたり、外気温との差が5度以上あったら、「危険」です。

そもそも皮膚が「冷たい」と感じることが、血圧上昇の原因。

エアコンの冷気は、実は冬の寒さと同じくらい危険なのです。

タオルと似たものでは、ネクタイも首を温める機能があるので、保温効果は期待できます。

ただし、きゅうくつに感じることもありますよね。締め付けは血圧上昇につながる

ので、あまりおすすめできません。

そういう意味でも、ユルく首を温めてくれるタオルって、とってもスグレモノなんですよ！

どんどん改善！ 34

帰宅直後の冷え切った部屋は危険！

あなたは帰宅後、どのタイミングで上着を脱ぎますか？

意外に聞こえるかもしれませんが**「部屋が暖まるまで、上着は着たままで過ごす」というのが、血圧対策的には正解**です。

血圧にとっての大敵は、暑さや寒さというよりは、むしろ「急激な温度差」にありますから……（130ページを参照）。

冬場になると、室内といえども、誰もいない状態が数時間続くと冷え込みますよね。

一軒家や日本家屋の場合は、特にそうではないでしょうか。冷え切った家の中は

「吹きっさらしの屋外」と同じほど刺激が強いので、要注意です。

最近はタイマーでスイッチを入れることができたり、電源を遠隔操作できるタイプのエアコンなども出ているようです。

無人の家に帰宅する場合、理想を言えば、こういった「先進家電」の力を借りて、家全体を暖めておきたいもの。

それが難しければ、せめて**上着を脱ぐタイミングを「後ろ倒し」しましょう。**

寒さは、脳卒中や心筋梗塞の発作の発生率を高めます。

東京や大阪など、冬場でも極端に気温が下がらない都市部では、脳卒中の発生率は低いもの。

この理論にしたがって考えると、北の地域ほど、脳卒中のリスクは高まるはずですよね。

ですが北海道は、冬でも秋田や岩手、長野などより脳卒中の死亡率が低くなっています。

これは「北海道は、暖房完備の世帯が多いため」と考えられています。

万全の暖房の環境が整えられない場合、上着の脱ぎ着で調節を！

せめてマフラーは「帰宅後10分間は巻いておく」のが「新常識」ですよ。

どんどん改善！ 35

ふくらはぎをもんで、血管を開こう

ふくらはぎは、体の「血流ポンプ」ともいうべき役目を持っています。

あまり注目されていない存在かもしれませんが、その重要性から「第二の心臓」とも称されるほどなんですよ！

血液は、心臓によって動脈を通り、体のすみずみまで巡り、静脈を通って心臓に戻ります。

その際にポンプの役割を果たすのが筋肉なのですが、大事なポンプの一つがふくらはぎの筋肉なのです。

しかし、立ったままや、座ったままなどで動かない姿勢の場合、このポンプが動かなくなってしまうんですね。

そしてふくらはぎは硬くなり、全身の血流も悪くなり、冷え性やむくみ、血圧上昇にまでつながってしまいます。


わかりやすいところで言えば、「エコノミークラス症候群」（肺塞栓症）でしょうか。

飛行機のエコノミークラスに長時間、座っている人に多く見られることから名付けられましたが、これも血流の悪化が原因です。

でも、**ふくらはぎの血行をよくすることで、予防効果は期待できます。**

ふくらはぎのスゴさ、なんとなくおわかりいただけましたか？


話題の本、『長生きしたけりゃふくらはぎをもみなさい』（小社刊／鬼木豊監修、槙孝子著）には、こんなケースが紹介されています。

「上が160㎜Hg以上の高血圧の人、10人中8人の血圧が、10分のマッサージで平均10㎜Hg下がった」

「両足のふくらはぎをたった1分間ずつもみほぐしただけでも、半分以上の人の血圧が少し下がった」

「風呂上りのマッサージで血圧が15㎜Hg下がって、1カ月でめまいが解消した」

多くの人が、ふくらはぎマッサージの効き目を実感しているのです。

では、具体的なやり方をご紹介しましょう。

まず「足首の曲げ伸ばし」です。

足首を伸ばすと、ふくらはぎの筋肉は収縮します。

曲げ伸ばしを繰り返してみてください。

足の指で「グーパー」という動きを繰り返したり、足首を回す動作も効果は期待できます。

これらは椅子に座ったままでできますが、床に座った状態でもかまいません。ふくらはぎが痛まない程度に試してみてください。

床に座った姿勢で、両手でふくらはぎをつかみ、もんだり、力を入れるように「触る」だけでもよいのです。

たとえば「テレビのCMが始まったら、ふくらはぎを触る」と決めておくだけで、簡単に習慣化できます。

気持ちがよいので、きっと、1日に何度ももみたくなることでしょう。

週に2〜3回でも続けるうちに、血圧どころか体調がアップすることを実感できるかもしれません。

前述の本によると、このマッサージのおかげで血圧改善に限らず「持病の肩こりがラクになった」「夜、久しぶりにぐっすり眠れた」「起き抜けの快便に驚いた」など、体のよい変化が多く実感されるようです。

忙しいあなたでも、効果を実感しながら、続けられることうけあいです!

どんどん改善！ 36

暖房機具で温度差をなくして、脳卒中を予防

「冬＝血圧が高くなる季節だから仕方がない」そう思っていませんか？

実はそれって、大きな誤解です。

血圧が上がる要因は、「季節」ではなく、「急激な温度の変化」なのです。


季節と血圧の関係を調べるために、約10人で実験を行ったことがあります。

毎月1度、24時間血圧計を付けて計測するというものです。

その結果、「冬に血圧が高い人」「春に高い人」「夏に高い人」「秋に高い人」と、個人差が大きいことがわかったのです！　私自身は、「夏に高い人」でした。

しかし……。「夏に血圧が高い人」である私が、摂氏5度の冷蔵庫に入ってみたと

ころ、冷蔵庫の中では血圧が40㎜Hgも急上昇したのです！

このことから、**血圧は「季節でなく気温の変化に影響を受ける」**と言えます。

そこで、皆さんに気を付けていただきたいのは、家庭内の温度差。

つまり暖房の効いた部屋と、寒い部屋の温度差こそ、血圧安定の敵なのです。

廊下やトイレ、風呂場の脱衣スペースなど、局所的に「寒くならざるをえない場所」は「血圧の危険地帯」。

小さい電気ストーブや、ヒーターなどを、ぜひ置いてみてください。

電源が取れない場合はじゅうたんや、厚手のカーテンなどによる防寒対策も効果的です。

〝危険地帯〟に足を運ぶ場合、「温かい部屋着を1枚羽織る」という小ワザも、あなたを助けてくれますよ。

どんどん改善！ 37

「座り小便」で掃除はラクに、血圧は下がり……で一石二鳥

排尿の前後は、血圧が急激に変動するってご存じでしょうか？

特に血圧が高めの男性の場合、どんな姿勢で用を足すかによって、明暗が分かれることもあるんですよ！

立った姿勢で用を足す、いわゆる「立ち小便」の場合。小水を水平距離で約30cm先に飛ばすことが必要になります。

すると、かなりの腹圧がかかり、一瞬にして血圧上昇につながってしまいます。

反対に「座り小便」の場合。重力に従うだけで自然に用を足せるため、腹圧はさほどかからず、医学的に見ても「膀胱や前立腺に優しい」という研究結果があります。

理想を言えば、**洋式トイレに座って、「座り小便」がよい**のです。

ある住宅総合機器メーカーの調査によると、２００４年には約24％だった「座り小便」派の男性が、２００９年には約33％に増加したそうです。

つまり、３人に１人は、「座り小便」派ということになります。

その理由の多くが「尿飛び防止のため」「掃除をラクにするため」なのだとか。

また、あるトイレタリー用品メーカーの調査によると、男性が「立ち小便」を７回（１日の平均回数）したあとには、２千滴以上もの尿ハネが確認されたそうです。

しかし、尿ハネは直径２ミリ以下の細かい霧状であるので、肉眼ではほとんど気付くことができません。

トイレが尿で汚れず、掃除もラクで、血圧も安定する「座り小便」は、家族にも喜ばれるはず。

あなたも今日から「座り小便」、いかがですか？

どんどん改善！ 38

便座の「ヒヤッ」ほど悪いものはない

「トイレでゆったり、リラックス……」のはずが「用を足す途中で、突然倒れてしまう」というケース。

実は珍しくないんですよ！

その原因はさまざまですが、最も大きいのは先にお話しした「温度差」です。特に冬場の明け方近くは、家中が冷え切った状態になりますよね。

そんな厳しい環境に、寝床の中で温まっていた体で寒いトイレに行って、服をおろすと、体がびっくりして血圧がはね上がるというわけです。

トイレの寒冷対策は、どうか万全に。小型の暖房器具は必須です。

高齢で高血圧の人の場合は、冬の夜間は簡易トイレを寝室に備えてもよいくらいです。

見逃せないのは、トイレの便座の問題。できれば温かい暖房便座を取り付けるなどしてくださいね。

便座に座った瞬間の「ヒヤッ」ほど、体に悪いものはありませんから。

また、便座のフタを開けっぱなしにすると、熱が逃げてしまいます。使わないときは、こまめにフタをしておきましょう。フタをすることで「1日当たり約15%(0・11kwh)の省エネになる」という電力会社のデータもあるほどです。

また、**布製の便座カバーを付けると保温力は上がり、節電になります。**便座カバーは、100円均一のお店などでも手に入りますよ!

どんどん改善！

39

朝の洗顔や帰宅後の手洗いは、冬場はお湯しか使わないで

寒冷対策として「首を温める」などの小ワザを前に紹介しましたが（98ページを参照）、それ以前に取り入れてほしい生活改善のテクニックがあります。

できるだけ「冷水に触れない」という原則です。

なんと簡単な方法ではありませんか！

実は、手が冷水に触れるだけで、血圧は急上昇します。

数値で言うと、20～30mmHg！

「積極的に降圧する」という〃攻めの意識〃は、もちろん大切ですが……。

「血圧を上げないように、注意して暮らす」という〝守りの姿勢〟も、同じくらい大事、ということがわかりますよね。

冬の日の朝。

お湯の栓をひねっても、温かいお湯が出てくるまでには時間がかかることが多いものですよね。

「もったいない！」と家族に怒られそうですが、ここはひとつ事情を説明して「お湯が出るまで待つ」ことをおすすめします。

これは手先だけではなく、足先にも言える話です。

炊事や洗濯、風呂掃除。家の中で水を使う局面では、なるべくお湯を使ってみましょう。

ゴム手袋や、浴室用ブーツ、スリッパ、厚手の靴下など、手先や足先を守るものは、こまめに取り入れてみましょう。

冷たい思いをがまんして作業し続けると、血圧が30～40㎜Hg、上がることもありますよ！

水仕事は冬の「伏兵」なのです。

どんどん改善！ 40

お風呂では、ぬるめのお湯にゆったりつかる

入浴中に突然死する人は、毎年推定1万5000人といわれています。

その原因の多くは、入浴中の血圧変動による心筋梗塞や脳卒中。季節で言うと、突然死が増えるのは11～3月の寒い時期に集中しています。

入浴によって、血圧はいったいどのように変化するのか、見ていきましょう。

まず、**暖かい部屋から寒い脱衣所や浴室に行くことで、血圧はぐんと上がります。**

そして、熱い湯船に急に入ると、交感神経が緊張し、血管は収縮、血圧はさらに急上昇します。

湯船のお湯につかり続けると、今までとは反対に、血管は拡張し、血圧は急低下。

湯船から出て体を洗うと、寒さのために、血圧は再び上昇します。

どうでしょう、血圧は上がったり下がったりと目まぐるしいですね！　もしかすると、**入浴時は1日の中で血圧が最も変わりやすいシーン**と言えるかもしれません。

実は、入浴は運動と同じ。心臓の「急ぎの仕事の量」を急に増やすのです。

人間だって、仕事が急に増えると負担を感じますよね。

血圧が上昇すると、脳出血を起こしやすくなります。

反対に、血圧が急低下すると、脳貧血が発症しやすくなります。

いずれも、意識を失って、溺死や転倒事故などにつながりかねません。

お風呂の三大リスクは「高温・長湯・温度差」です。

これらを避けて、お風呂を心身のリラックスの手段として、上手に利用したいものですよね。

次に、リスクを避けるための小ワザをお話ししましょう。

入浴中の発作を防ぐためには、お湯の温度を高くしないことです。温度が高いほど、血圧は急上昇しやすくなるものです。

42度以上の熱いお風呂に入ると、熱さのために、血管が収縮して、血圧が上がります。原則的に、夏場は38度、冬は42度までが適温でしょう。

高血圧の人は、ぬるめのお湯に入る習慣を続けると、普段の血圧が少しずつ下がるといわれます。

冬場は難しいかもしれませんが、夏場にぜひ試してみてくださいね。

また、入浴中は温度差を作らない工夫が大切です。

湯船につかる前に、かけ湯をして、お湯の温度にだんだんと慣れていきましょう。

足元からだんだん上へかけるのがよいでしょう。

湯船の中では、ついつい肩までつかりがちですが、水圧によって心臓や肺に負担がかかります。

肩が寒い場合は、タオルをかけたり、お湯やシャワーで温めるなどして、できれば半身浴に近い体勢でのつかり方をするのがベストです。

最後に、〝言わずもがな〟かもしれませんが……。

お酒を飲んだあとは血圧が上がっているので、酔ったままの入浴はしないでくださいね。

飲んでいない日でも、帰宅直後は血圧が高いもの。ひと休みしてからの入浴がおすすめです。

そして**入浴後、体を冷やすのは厳禁**ですよ！

どんどん改善！ 41

ベルトやネクタイは「ユルめ」が効く

中高年以降に増える高血圧。その大きな原因に、「肥満」があります。

太ると、体には脂肪が付きますよね。

脂肪がたっぷりついたお腹をきつめのベルトで締めると、末梢血管を圧迫し、血圧が上がっていきます。

つまり、**末梢血管はできるだけ圧迫してはいけないのです！**

ウエストを必要以上に締め付ける習慣は、ある意味「ゆるやかな自殺行為」とも言えます。

では、どうすればよいのでしょう？

理想としては、ベルト代わりに「サスペンダー」を使うことです。外国映画などで、「サスペンダー姿の会社重役」を見かけたことはありませんか。

「仕事柄、難しい」という人もいるでしょう。その場合は**「ベルトの締めすぎ」は控えてくださいね。**

また、**オフタイムくらい、できる限りウエストを締め付けずに過ごしたい**もの。

たとえば……。

昔ながらの着物や浴衣などは、保温性が高く、体型に合わせて帯を結べるので、体にかける負担はぐんと軽くなります。

ズボンの場合も、ウエストがゴムのスウェットを選ぶなど、なるべく締め付けのないものを選んでみませんか。

アクセサリーや小物類の締め付けにも、まったく同じことが言えます。男性の場合、革ベルトタイプの腕時計などを、必要以上にキツめに留めてはいませんか？

ウエストも、心も、できるだけ「ユルめ」で、ラク～にいきましょう！

どんどん改善！ 42

たまの休日くらい「寝て曜日」で大丈夫

患者のYさんから、こんなお悩みを聞いたことがあります。

「仕事がない日の朝。なかなか起きられずに朝寝していたら、いいご身分ね、なんて家族にイヤミを言われたんですよ。たまの休みなのに……！」

Yさんのお気持ちはよくわかります。

医者として、ズバリ言わせてもらいましょう。

Yさんの朝寝は、高血圧予防的な見方からすると、とてもよいことです！

1日の睡眠時間の理想は、7〜8時間。最低でも6時間はほしいところです。しかし「毎日そんなに睡眠時間を確保できない」という人も多いことでしょう。

「毎日平均4時間睡眠」という「激務型」の人もいるかもしれませんね。

しかしそんな睡眠の取り方では、あなたの健康そのものが心配です。

睡眠不足になると、心身の疲労が回復せず、ストレスが高まって、血圧にも悪影響を与えます。

これは私が行った実験のデータですが、1日4~5時間睡眠の人よりも、8時間睡眠の人の方が、血圧は明らかに低いのです!

前に「電車移動中の居眠りで、血圧を下げよう」(106ページを参照)という、血圧対策をお伝えしました。

たとえ15分でも、降圧につながるので、睡眠不足の方は、せめて移動時間中など

「細切れ」でもよいので眠ることをおすすめします。

事情が許すのであれば、休日くらい「寝だめ」のつもりでゆっくり眠ってください。

ちなみにYさんは「血圧の先生が『朝寝も高血圧対策のうち』と言っていた」と家族に説明したところ、心ゆくまで休めるようになったそうです。

どんどん改善！ 43

夜は横向きの姿勢で寝るのがおすすめ

あなたは、睡眠中にいびきをかいていませんか？
家族から「うるさい」などと指摘されたことはありませんか？
いびきは「家庭内騒音」である以上に、血圧にとって「悪いこと」なんですよ。

睡眠中に、数秒から数十秒という「間」を置いて、断続的にいびきをかく状態を、「睡眠時無呼吸症候群」と呼びます。この場合、いびきが中断しているときは、一時的に呼吸が止まっています。

呼吸が止まると体内に酸素が不足し、血圧も瞬間的に上昇！　また、安眠が中断されて熟睡も妨げられてしまいます。

では、いったいどうすればよいのでしょう。

睡眠時無呼吸症候群の人には、肥満の傾向があります。のどや舌の付け根周辺に脂肪が多く付いているので、睡眠中に上気道がふさがり、いびきをかきやすくなってしまうのです。

だから肥満の改善が大事なのですが……、難しい話ですよね！

せめて、「横向き」の姿勢で寝るようにしてみましょう。

「仰向き」の場合、舌がのどの奥に落ち込むので、上気道の入り口が狭くなります。

横向きだと、舌が上気道をふさぎにくくなりますよ。

そして**「鼻呼吸」を意識したり、「寝酒」を、少～し減らしてみましょう**（喉の筋肉が弛緩するのでいびきの原因になります）。

睡眠時無呼吸症候群の治療用マスクもありますし、専門医を受診してみるのもよいかもしれませんね。

まずは今日から、横向き寝をおすすめします！

どんどん改善！ 44

がむしゃらに運動すればいいってもんじゃない

ここでは運動についてお話ししましょう。

頭に入れておいてほしいのは「運動したり、体に負荷をかけると、血圧は一時的に上昇する」という大原則です。

しかし、運動直後の血圧が少しばかり上がったとしても、長い目で見ると、普段の血圧は「下がる」ことが多いのです。

また、運動を習慣化することにより、運動時の血圧がさほど上がらないようになります。

動脈硬化や、心筋梗塞の発作を防ぐ効果も期待できます。だから、適度な運動がよいというわけです。

「がむしゃらに運動すればいい」ってもんじゃないことを、ご理解くださいね。

また、運動の種類はよく選んでください。命にかかわることがあるからです！

患者のUさんは、ジョギングを自己流で始めた途端に、お亡くなりになりました。

だから、私は運動のよさと同時に、リスクについても訴えたいのです。運動の選び方は以下を参考にしてください。

◆よい運動……ややキツめの有酸素運動。ウォーキング（水中ウォーキング）、軽いジョギング、サイクリング、水泳、ラジオ体操などがあります。

◆できれば避けたい運動……競技など人と争ったり、記録を追求するもの。ゴルフやゲートボールは、熱中しすぎず、勝敗にこだわりすぎないでくださいね。

最も手軽な運動は、なんといっても「歩く」ことでしょう。

おすすめしたいのはウォーキングです。ここでは、「ズボラ流」のウォーキング術をご紹介しましょう。

まずは**「歩きランチ」**。**「職場から遠くの店」をあえて選び、歩いて食べに行くと、歩数を稼げます**よ。

「靴の買い替え作戦」もおすすめです。女性用のみならず、男性用も、一見オシャレなウォーキング仕様のビジネスシューズが出ています。患者のKさんいわく「ついつい歩きたくなる」と、気持ちが前向きに変化するそうですよ！

患者のCさんに聞いた話では、**営業職など「外回り」が多い場合「仕事中に、徒歩で寄り道する」**という裏ワザも使えるようです。社内の行先連絡板に「30分遅めに戻り時間を記入しておくこと」がうまくいく秘訣なのだとか。

あなたもぜひ、勤務中の「プチウォーキング」、始めてみませんか。

第5章

〝プチ減塩習慣〟に慣れてきたら本格的に〝降圧ライフ〟を始めてみよう

どんどん改善！

45

トライしよう！ワンランク上の降圧術

「そろそろプチ降圧術では物足りなくなってきた」というあなた。この章で紹介する方法で、ワンランク上の降圧術にチャレンジしてみませんか？

少しハードルを上げますが、めげずにお付き合いくださいね。

「ひゃー、これ以上厳しいことには、ついていけない！」

そんなあなたには、荒療治ですが、ちょっとコワい話をしておきましょう。

高血圧を放置すると、ズバリ、心疾患、脳血管疾患につながる可能性が高まります。

日本人の死亡原因第一位のがんに次いで、多い死因です。

そもそも、血管とは伸縮性に富んでいるもの。血圧が少しくらい上がっても、通常は対応することができます。

しかし高血圧が続くと、動脈硬化が進み、全身の血管を痛め、あらゆる病気の引き金になります。

腎臓の機能が低下して腎不全になったり、人工透析が必要になったり。

そして、狭心症や心筋梗塞、脳卒中など命にかかわる病気にも……。

とにかく、高血圧がマズいのは、動脈硬化を引き起こすから。**動脈硬化が起きると、硬く、狭くなった血管に血液を通すため、血圧はさらに高くならざるをえません。**しかし血圧が高くなると、動脈硬化はますます進行する……。

そんな「負のスパイラル」に陥ってしまうのです。恐ろしいですね！

突然命を落とさないために、ぜひこの章を参考にしてください。

どんどん改善!
46
いつの間にか塩分控えめになる、魔法の食事術とは?

「本格的に減塩したい」という方におすすめしたいのが、魔法の食事術「減塩食と普通食を一週間ごとに食べる方法」、名付けて「渡辺式減塩法」です。

1週間、禁欲的に減塩し(1日6グラム以下)、次の週に「普通食」(少し減塩を意識するレベル)に戻す。そのサイクルを繰り返すという方法です。

まるで「天国と地獄」?

いえいえ、そんなことはありません。この方法の特長を挙げてみましょう。

まず、「永遠に減塩しなければ!」というプレッシャーを感じずにすむ点。

「塩味の利いたものを食べたい」という欲を完全に抑え込まないので、ストレスが軽く、〝リバウンド〟しにくい点。

「こんなにしょっぱいものに、舌が慣れていたんだなぁ！」と、自分で気付いて味覚を改善したくなる点です。

誰かに「塩分摂りすぎ」と指摘され続けるより、100倍マシですよね！

もっともこの方法を行うには、調味料を毎日計量しなければなりません。

「一気に減塩する1週間」は、1日6グラム未満。

自分で調理する場合は、軽量スプーンで塩分量を計り、4グラム以下に抑えます。

食品にあらかじめ含まれている塩分も、成分表示を確認し、たしてください。

ナトリウムを塩分（塩化ナトリウム）に換算するには2・5をかけます。

たとえば、ナトリウム40ミリグラムを塩分量に換算すると、約0・1グラム。

最初の1週間を乗り越えると、成功したのも同然！　さあ、いつから始めます？

どんどん改善！ 47

一見、「正常な血圧」でも、4割は仮面高血圧

「この前の健診で、血圧は高めだけれども正常値内だったし、大丈夫……」

もしかして、あなたはそう安心してはいませんか？

高血圧の中には、実は数値に現れないものもあります。それを専門的な言葉で「仮面高血圧」（隠れ高血圧）などと呼んでいます。

仮面高血圧の場合、本人はもちろん、ベテランの医師であってもそれに気付かず、「知らぬうちに症状が進んでいる」という〝悲劇〟が起こることになります。

さらにコワい話になりますが、仮面高血圧の人は正常血圧の人に比べ、心筋梗塞や脳卒中の発作を起こすリスクが3倍近くになるというデータもあります。

では、いったいどうすればよいのでしょう。

医師として模範的な回答を申し上げると、「自宅で継続的に血圧を測りましょう」というひと言に尽きます。

日本高血圧学会でも２０１４年４月１日に「高血圧治療ガイドライン２０１４」を発表し、「診療室血圧」より「家庭血圧」を優先すべきとの記載を盛り込みました。

血圧計も昔に比べると、だいぶお安くなりました。手首で測る測定器なら2千円台から。腕で測る一般的なものでも、４～5千円台から入手可能です。

私は自称「血圧測定」の世界記録保持者です。自動血圧測定器を装着して、24時間３６５日の間、測定を続けて今年で27年目が経過しています。

なぜ、そこまで血圧を測定できるのかというと、学者としての使命感や、探究心はもちろんですが、単純に「楽しいから」という側面もあります。

あなたも、血圧測定を趣味として取り入れてみませんか？

「それはムリ！」という方は、せめて、「仮面高血圧」という症状があるということだけでも、しっかり覚えておいてください。

次に仮面高血圧の三つの種類を挙げておきましょう。

◆早朝高血圧

仮面高血圧の中で最も多い。朝目覚めると、体は副交感神経から交感神経へとスイッチを切り替えるが、血圧も不安定になりがち。その際に血圧が急上昇してしまうことを指します。心筋梗塞や脳卒中の原因になりやすいので、要注意ですよ。

◆夜間高血圧

血圧は、一般的に夜間の方が低くなるもの。でも、夜間にぐんと血圧が上がるというのが、このタイプ。医療機関などでの測定は昼間なので、発見されにくいのが泣きどころ。脳卒中や心臓病のリスクが4倍にもなるという報告もあります。

◆職場高血圧

病院などで測定したときは正常ですが、働いているときに高血圧になっているタイプ。健診で正常と診断された人の3～4割が、このタイプ。原因は、仕事のストレスや喫煙という場合が多いのです。

現在、「血圧が高め」という計測結果が出ているあなたは、見方を変えれば、むしろ「早めに気付けてラッキー」と言えるかもしれませんね。

ともあれ、自覚症状がないのが、サイレントキラー「高血圧」のコワいところ。

正常値のあなたも、油断せず、血圧への関心を持ち続けてくださいね！

どんどん改善！ 48

緊張しやすい人は、白衣高血圧にご注意

先に述べた「仮面高血圧」とは逆の「白衣高血圧」をご存じでしょうか。
文字通り、医師や看護師の白衣を見ることによって、ストレスや緊張で、一時的に血圧が上昇してしまうことを言います。
「家庭で測ると正常なのに、診察室で測ると高血圧」という不思議な現象が起こるのです。

白衣高血圧は、高血圧と診断された人の15～30％に見られ、高齢者や女性に多いとされています。普段は正常な血圧なので、基本的に心配はいりません。

実際に高血圧であるのに見逃されてしまう「仮面高血圧」よりは、「マシ」なよう

にも思えます。たとえるとすると、「無実の罪」「濡れ衣」と言えば、わかりやすいでしょうか。

しかし、白衣を目にするだけで、無意識のうちに緊張して血圧が上がってしまう人は、そもそも緊張しやすいということ。

そういう「繊細な心の持ち主」のイイ人ほど、持続性の「ホンモノの高血圧」へ移行しやすいとも言えます。

だから、家庭でも血圧を測り、本来の数値を把握することが大事なのです。

血圧測定計を買うのは、確かに「ハードルが高い」ことかもしれません。

でも、「健康管理を医療まかせにしない」という気持ちは忘れないでくださいね。

どんどん改善！ 49

薬を遠ざける！一人でできる血圧が下がる訓練法

最後に、ぜひ皆さんにおすすめしたい「自律訓練法」という降圧法をご紹介しておきましょう。

正しいやり方で行えば、確実に血圧が下がりますよ！

そもそも「自律訓練法」は、ドイツの精神科医によって生み出されたもの。自律神経に働きかける催眠法です。

筋肉と心の緊張をゆるめることで、血圧低下を図ります。主にストレス由来の高血圧の改善に効きます。

ストレスがあると、自律神経のバランスが乱れて血圧が上昇するものですが、その自律神経を調整してくれるのです。

患者のMさんは、この訓練法を始めて3カ月を過ぎた頃から数値が下がり始めました。Mさんは薬を3種類飲んでいるため、「1種類でも薬を減らしたい」という強い動機があるようです。

ほかにも効果を実感している患者さんたちは大勢いますが、聞いていると3カ月以上続けている人がほとんどです。

効果を上げるには、ちょっとした練習が必要になってきますが、**肩ひじを張らず、ゆったりとした気分で行うことが、まず大切**と言えるでしょう。

168ページから、具体的なやり方をご紹介しますね。

衣服はなるべくラクなものを着用し、部屋はなるべく暗く、静かにしましょう。仰向けに寝るか、椅子に腰かけたりして、ラクな姿勢でリラックスしましょう。

自律訓練法と消去動作のやり方

それではこれから自律訓練法を解説します。
声に出してゆっくりとやってみましょう。

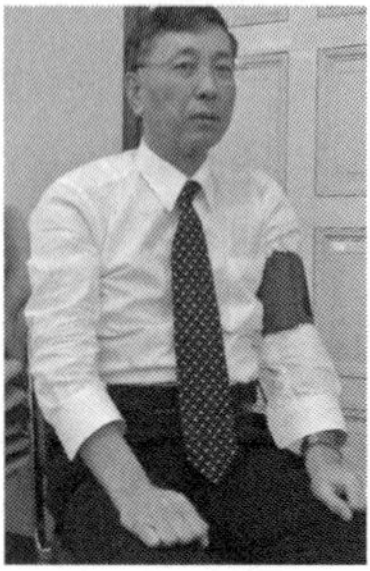

気持ちはとても落ち着いています。
気持ちはとても落ち着いています。
と唱えて気持ちを落ち着ける。

それでは目を閉じて、あなたの意識を右手に集中しましょう。

目をつむっていますが、
何となく右手が見えるような感じがします。

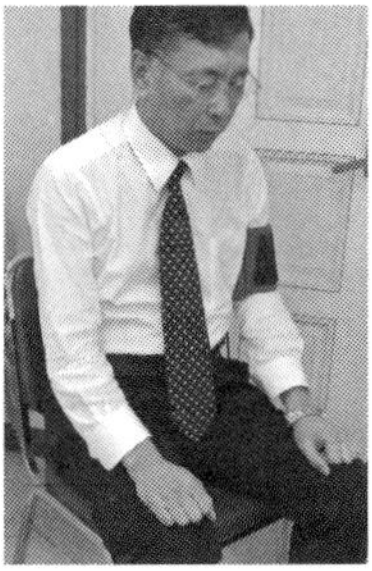

それではあらためて意識を右手に集中しましょう。

（目を閉じながら呪文のように）
右手が温か〜い、温か〜い、温か〜い
右手がホカホカとして温か〜い、温か〜い、温か〜い
右手が温か〜い、温か〜い、温か〜い
右手がホカホカとして温か〜い、温か〜い、温か〜い

（そのまま目を閉じながら）
それでは意識を左手に集中しましょう。

左手が温か〜い、温か〜い
左手がホカホカとして温か〜い、温か〜い
左手が温か〜い、温か〜い、温か〜い
左手がホカホカとして温か〜い、温か〜い、温か〜い

（そのまま目を閉じながら）
それでは意識を両手に集中しましょう。

両手が温か〜い、温か〜い、温か〜い
両手がホカホカとして温か〜い、温か〜い、温か〜い
両手が温か〜い、温か〜い、温か〜い
両手がホカホカとして温か〜い、温か〜い、温か〜い

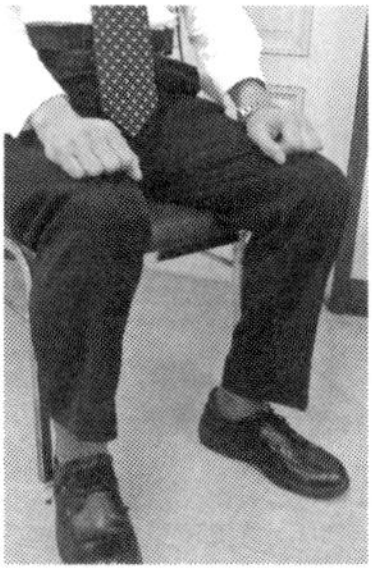

（そのまま目を閉じながら）
それでは意識を両手と両足に集中しましょう。

両手と両足が温か～い、温か～い、温か～い
両手と両足がホカホカとして温か～い、温か～い、温か～い
両手と両足が温か～い、温か～い、温か～い
両手と両足がホカホカとして温か～い、温か～い、温か～い

両手と両足が温か～い、温か～い、温か～い
両手と両足がホカホカとして温か～い、温か～い、温か～い
両手と両足が温か～い、温か～い、温か～い
両手と両足がホカホカとして温か～い、温か～い、温か～い

両手と両足が温か〜い、温か〜い、温か〜い
両手と両足がホカホカとして温か〜い、温か〜い
両手と両足が温か〜い、温か〜い、温か〜い
両手と両足がホカホカとして温か〜い、温か〜い、温か〜い

両手と両足が温か〜い、温か〜い、温か〜い
両手と両足がホカホカとして温か〜い、温か〜い
両手と両足が温か〜い、温か〜い、温か〜い
両手と両足がホカホカとして温か〜い、温か〜い、温か〜い

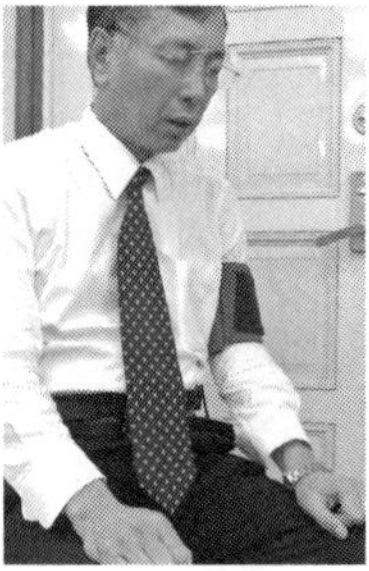

気持ちはとても落ち着いています。
気持ちはとても落ち着いています。

自律訓練法が終わったときは、睡眠状態になっているので、消去動作をします。

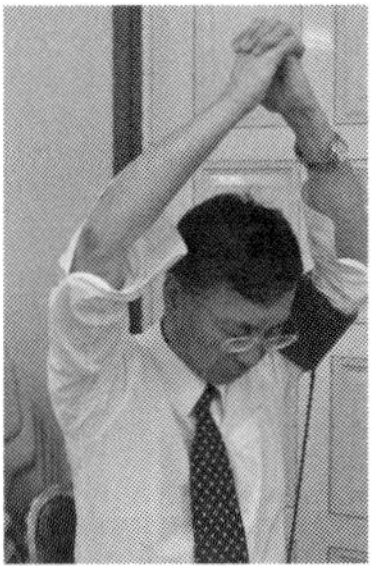

右手と左手を組んで、上に3回、上げましょう。
1，2，3！

はい、目を開けてください。

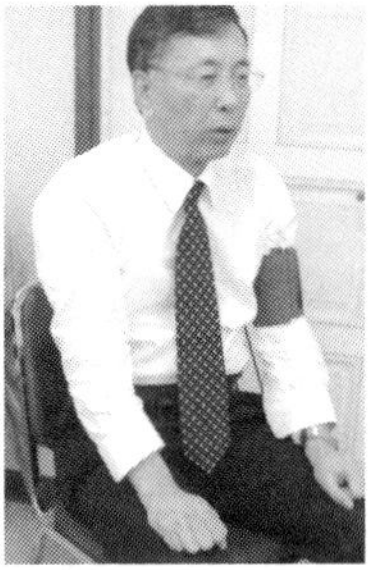

これで自律訓練法は終わりです。

※本書に出てくる数字は、『高血圧をしっかり下げるコツがわかる本』（学研パブリッシング）、『高血圧をらくらく下げるコツがわかる本』（永岡書店）、厚生労働省などのデータを参考にしています。